Docteur Marcel BERNARD

De l'emploi des Produits

A BASE DE CHOLESTÉRINE

DANS LE

TRAITEMENT de la TUBERCULOSE

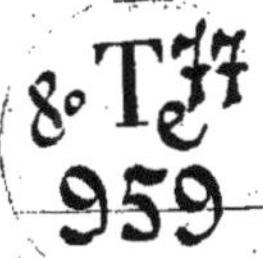

BORDEAUX
IMPRIMERIE COMMERCIALE
56, rue du Hautoir
—
1909

Docteur Marcel BERNARD

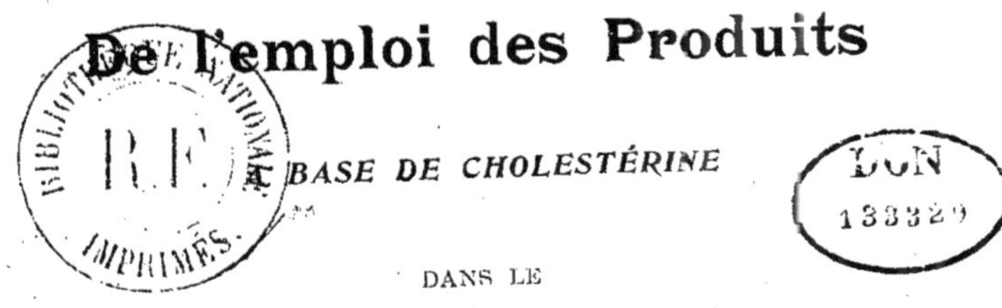

De l'emploi des Produits

A BASE DE CHOLESTÉRINE

DANS LE

TRAITEMENT de la TUBERCULOSE

BORDEAUX

IMPRIMERIE COMMERCIALE

56, rue du Hautoir

1909

A MON PÈRE ET A MA MÈRE

Témoignage d'une profonde reconnaissance.

A MA GRAND'MÈRE

MEIS ET AMICIS

A MES MAITRES DE POITIERS

A MES MAITRES DE BORDEAUX

AVANT-PROPOS

———

Arrivé au terme de nos études médicales, il nous est doux de songer que le moment est enfin venu de remercier tous ceux qui ont bien voulu pendant ces quelques années nous porter intérêt et nous faciliter l'arrivée au but que nous avions en perspective.

Mais d'un autre côté, nous ne sommes pas sans être ému à la pensée que nous ne pourrons jamais nous acquitter complètement de notre dette de reconnaissance.

Nos remerciements s'adresseront tout d'abord à nos maîtres de l'école de médecine de Poitiers qui ont guidé nos premiers pas, et plus particulièrement à Messieurs les Professeurs Delaunay et Faivre qui ne nous ont ménagé ni leurs conseils, ni leurs encouragements.

A la Faculté de Bordeaux, nous avons suivi avec le plus vif intérêt les leçons cliniques de MM. les Professeurs Picot et Lanelongue, en qui nous avons trouvé non seulement des maîtres dévoués à leur art, mais aussi des professeurs entourant leurs élèves de la plus grande bienveillance.

Que Monsieur le Professeur Moussous reçoive l'assurance

de notre profonde gratitude, pour le grand honneur qu'il nous fait aujourd'hui en acceptant la présidence de notre thèse. Nous avons eu le bonheur d'être stagiaire dans le service de Monsieur le Professeur Moussous pendant un temps qui nous a paru hélas! bien court. Espérons malgré cela que nous saurons tirer profit dans l'avenir de l'enseignement et des conseils si judicieux qu'il prodigue sans cesse autour de lui.

Monsieur le Professeur Lemoine, de Lille, qui nous a fait l'honneur de nous donner quelques indications pour ce travail et qui a mis à notre disposition six observations inédites, nous permettra de lui exprimer ici toute notre profonde reconnaissance.

Enfin, nous devons un hommage tout particulier à Monsieur le Professeur agrégé Sabrazès, qui a bien voulu nous indiquer notre sujet et nous faciliter la tâche. Nous regrettons vivement de ne pas pouvoir rester plus longtemps à son école, où à chaque instant, on peut recueillir des avis si précieux.

INTRODUCTION

S'il est une question à l'ordre du jour, n'est-ce pas celle du traitement de la tuberculose? Jusqu'à présent, aucun remède spécifique n'a été trouvé pour combattre ce terrible fléau, qui chaque année, fait des milliers de victimes.

Ayant eu connaissance d'une part, de l'emploi de nouveaux produits: l'extrait pétroléique de bile, ou encore l'émulsion de cholestérine; ayant entendu parler d'autre part, des résultats assez impressionnants que certains praticiens avaient obtenus en employant ces nouvelles préparations, nous avons pensé, sur les conseils de Monsieur le Professeur agrégé Sabrazès, qu'il serait intéressant d'étudier aussi impartialement que possible, avec de longues et nombreuses observations à l'appui, ces modes de traitement. Nous verrons si nous pouvons compter sur eux, sinon comme curatifs, du moins comme adjuvants de la thérapeutique antituberculeuse.

Avant d'étudier ces agents médicateurs et en particulier l'extrait pétroléique de bile, dénommé Paratoxine, sa composition et son mode d'administration, nous reprendrons rapidement la question des lipoïdes en général, d'où est dérivé le composé dont nous nous sommes surtout proposé l'étude.

Aussi, voici le plan de ce modeste travail:

I. — Des lipoïdes en général.

II. — De la Paratoxine; mode de préparation et d'administration.

III. — Observations de sujets traités par des produits à base de cholestérine.

IV. — Résumé et conclusions.

CHAPITRE PREMIER

Des lipoïdes en général.

Les recherches sur le rôle biologique des lipoïdes ont été nombreuses, surtout en Allemagne et en Amérique.

Peu à peu, avec les découvertes sur la constitution et la propriété de ces substances, on comprit le rôle important qu'elles doivent jouer, tant au point de vue physiologique qu'au point de vue pathologique.

Iscovesco, qui s'est particulièrement occupé de cette question, définit ainsi les lipoïdes: « On désigne, depuis Overton, sous le nom de lipoïdes, des substances qu'on peut extraire des humeurs ou des parenchymes par les solvants des matières grasses: éther, chloroforme, benzol, etc... »

Ces corps, qui présentent de grandes analogies avec les graisses, forment avec l'eau des pseudo-solutions colloïdales.

La lécithine a été le premier des lipoïdes découvert et étudié par Gobley en 1846.

Le sens du mot lipoïde s'est étendu dans ces dernières années, surtout depuis les travaux d'Ehrlich et d'Overton. On sait que les toxines et les poisons charriés par le torrent circulatoire se fixent de préférence sur certains organes. Ehrlich en conclut que les viscères contenaient des substances ayant des affinités spéciales pour ces corps.

En 1900, Overton, étudiant la perméabilité des couches bordantes des cellules à l'égard des colorants vitaux (matières capables de colorer la cellule vivante), démontra d'une façon très nette que ces colorants n'étaient solubles ni dans les huiles, ni dans les graisses, mais qu'ils l'étaient dans la lécithine, la cholestérine, etc..., les lipoïdes, en un mot, et qu'on devait en conclure que ces lipoïdes entraient pour une part importante dans la construction des zones cellulaires périphériques.

D'un autre côté, en 1891, Puhl avait montré que certaines propriétés des globules rouges tenaient à la cholestérine entrant dans leur constitution.

Reprenant ces données une dizaine d'années plus tard, Ransom, constate que l'action hémolytique de la saponine sur les globules rouges du sang était empêchée grâce à la présence de la cholestérine dans les globules.

Au début, on ne connaissait des lipoïdes que la lécithine et la cholestérine; plus tard, on isola une foule d'autres substances rentrant dans cette classe. Les lipoïdes comprennent en somme toutes les graisses neutres, les acides gras, les savons, les graisses phosphorées, la cholestérine, etc.... Vu leur grand nombre, il est difficile d'en faire une classification complète. Nous donnerons celle d'Iscovesco, qui nous paraît la meilleure. Il les divise en quatre groupes chimiques:

> Graisses neutres;
> Acides gras;
> Savons;
> Lipoïdes proprements dits: *a)* Lipoïdes sans phosphore, aphosphorés. Ex.: cholestérine; *b)* Lipoïdes phosphorés ou phosphatides.

Il nous paraît inutile de parler ici de la préparation des

lipoïdes, de leur distribution dans l'organisme et de leurs propriétés physico-chimiques; nous nous écarterions du but que nous avons en vue: voir si les lipoïdes jouent un rôle de défense dans l'organisme et s'ils ont une réelle utilité au point de vue thérapeutique. Pour cela, adressons-nous à leurs propriétés physiologiques.

Dans le long travail d'Iscovesco sur les lipoïdes, nous voyons que « tout un groupe de ces corps et en particu-
» lier la lécithine, ont la propriété, en s'unissant à certaines
» substances, de former des complexes toxiques. Ils ont aussi
» la propriété de kinaser des protoxines inactives par elles-
» mêmes.

» D'autres lipoïdes sont toxiques par eux-mêmes et ne diffè-
» rent des véritables toxines que par leur résistance à la
» chaleur et leur solubilité.

» Enfin, tout un groupe de lipoïdes possède la propriété
» de neutraliser différents agents toxiques biologiques; ce
» sont des antitoxines, ou antihémolysines, ou même des subs-
» tances bactéricides. »

Nous voyons donc par ce fait, que si les lipoïdes peuvent être nuisibles, certains peuvent être aussi très utiles.

Ransom et Noguchi ont montré en effet que le pouvoir hémolytique de certaines substances, telles que la saponine, l'agaricine, la tétanolysine, était étroitement lié à la quantité de lécithine ou de cholestérine contenue dans le sérum sanguin.

Kyes démontra que si le venin de cobra exerçait une action hémolytique puissante sur les globules rouges en présence de sérum sanguin, cette action n'était pas due à autre chose qu'à la présence de lécithine dans le sérum.

Les venins en général, d'après le même auteur, sont activés, quant à leurs propriétés hémolytiques, par la lécithine et très probablement in-vivo l'action hémolytique de ces venins ne se développe qu'à l'occasion de la présence de lipoïdes contenus soit dans le plasma, soit dans les globules rouges eux-mêmes.

M. Ambard, résumant les travaux de Kyes, arrive à la conclusion suivante: « Les lipoïdes ne sont pas seulement des substances capables d'imprimer au sérum des modifications lentes, susceptibles de lui conférer des propriétés hémolysantes, mais encore d'intervenir dans le processus extemporané d'hémolyse. »

Outre l'action toxique et activante des lipoïdes, ils possèdent encore une action bactéricide. Ogata avait signalé qu'on pouvait précipiter du sérum de chien au moyen de l'alcool et de l'éther, une substance bactéricide.

Plus tard, Landsteiner et Ehrlich reprirent cette question et constatèrent que des extraits alcooliques de rate exerçaient un grand pouvoir bactéricide sur la bactéridie charbonneuse par exemple. Les extraits alcooliques et éthérés auraient la même propriété. Ces auteurs en conclurent que certains lipoïdes, soit seuls, soit unis au sérum, ont un grand pouvoir bactéricide et qu'un mélange d'albumine et de lipoïde peut, dans certains cas, agir comme un mélange ambocepteur.

A côté des lipoïdes nuisibles, il y a donc des lipoïdes utiles.

On savait que la toxine tétanique exerçait une action élective sur les cellules nerveuses. Wassermann l'avait établi par l'expérience suivante: Après avoir broyé de la substance cérébrale de cobaye et l'avoir additionnée de toxine tétanique, le mélange centrifugé se sépare en deux parties; au fond du vase se trouve la matière nerveuse, au-dessus un liquide opalin. Dans le liquide, on ne trouvait aucune trace de poison tétanique; celui-ci, fixé par le tissu nerveux, s'était déposé en même temps que lui. Ce qui se passe dans le tube à réaction se produit dans l'organisme. La toxine tétanique se fixe sur les éléments nerveux. Après quelques travaux à ce sujet, Wassermann et Takaki ont conclu que le cerveau contient des lipoïdes capables de se combiner et de neutraliser la tétanolysine.

Plusieurs auteurs, Iscovesco, en particulier, ont prouvé

qu'il existait dans les stromas globulaires des lipoïdes puissamment antihémolytiques. Cet auteur a extrait par l'éther, des stromas globulaires desséchés rapidement. La solution jaunâtre ainsi obtenue est concentrée et précipitée avec dix fois son volume d'acétone. Le précipité recueilli, desséché et conservé à l'abri de l'air et de la lumière, est un antihémolytique puissant et non spécifique. L'antihémolysine du globule du cheval par exemple neutralise l'hémolysine normale du sérum de chien.

Le sérum sanguin contient, lui aussi, des lipoïdes ayant un pouvoir antitoxique très net. D'après Iscovesco, ce pouvoir appartiendrait surtout à la cholestérine qui se trouve normalement dans le sérum sanguin.

Dans le même ordre d'idées, Tallqvist a signalé l'importance considérable des substances lipoïdes dans la pathogénie de l'anémie pernicieuse et surtout dans l'anémie due à la présence du bothriocéphale.

Parmi les substances les plus étudiées au point de vue de leur rôle antitoxique à l'égard de l'organisme, il faut citer la cholestérine, qui est encore de nos jours, l'objet des recherches les plus minutieuses.

C'est Phisalix qui, le premier, montra le grand pouvoir antitoxique de la cholestérine sur l'animal vivant.

Ransom, dans un article intitulé: « Pouvoir antitoxique de la cholestérine », dit que si la saponine ne détruit pas les globules rouges, c'est grâce à la cholestérine qu'ils renferment; la cholestérine étant antihémolytique pour la saponine et ses composés.

Nous nous écarterions du sujet, en citant et en analysant les travaux multiples qui ont été faits à propos du rôle antitoxique des lipoïdes en général et de la cholestérine en particulier. Nous avons seulement voulu montrer dans quelques lignes, que s'il existait des lipoïdes possédant une action nuisible, il en était d'autres qui possédaient un rôle de défense très grand et qui pouvaient lutter contre les agents nocifs prêts à chaque instant à faire invasion et à détruire les principaux éléments de notre organisme.

En présence de ce rôle protecteur que jouent certaines substances, n'était-il pas indiqué de chercher par un moyen quelconque à les introduire en thérapeutique afin de les multiplier chez les sujets affaiblis et peu résistants?

Iscovesco, dans une communication faite à la Société de biologie (7 mars 1908), donnait certains résultats qu'il avait obtenus par l'emploi de la cholestérine en thérapeutique.

« J'ai administré, nous dit l'auteur, la cholestérine à une
» trentaine de malades.

» Le premier cas était celui d'une jeune femme atteinte
» depuis deux ans de crises successives de purpura rhu-
» matoïde avec troubles gastro-intestinaux, dépression nerveu-
» se, tendances aux hémorragies, pétéchies, crises rhuma-
» toïdes, etc...

» La malade avait 3.300.000 globules rouges, sans formes
» anormales et avec formule leucocytaire normale. Mais
» aucun traitement n'améliorait son état. Je lui ai ordonné
» pendant un mois et demi, 1 gr. 50 de cholestérine par
» jour et le résultat a été tel (aucun autre médicament ne
» fut administré en même temps) que si le cas était plus
» ancien, je n'hésiterais pas à parler de guérison (Globules
» rouges, 4.100.000). »

Dans quatre cas de chlorose rebelle aux ferrugineux et autres moyens usuels, Iscovesco a eu une amélioration considérable pour deux cas et guérison pour les deux autres cas.

Dans huit cas de tuberculose pulmonaire, l'état général a été rapidement amélioré, sans que la lésion elle-même présentât un grand changement.

Après avoir cité encore l'amélioration notable apportée par la cholestérine dans des cas de lymphatisme et de tuberculose locale, l'auteur termine en disant que « la substance est admirablement tolérée et digérée; que sous forme d'émulsion, elle semble être assimilée beaucoup mieux; et enfin qu'il la croit indiquée dans les cas de déglobulisation et partout où nous sommes habitués à prescrire l'huile de foie de morue. »

Ces résultats ne sont-ils pas assez impressionnants pour démontrer au médecin l'importance de l'étude des lipoïdes et de leur valeur en thérapeutique?

MM. les professeurs Gérard et Lemoine ont compris cette importance, et après avoir consacré plusieurs années à des expériences sur ce sujet, ils ont présenté l'extrait pétroléique de bile ou Paratoxine, qu'ils considèrent comme un précieux agent curatif dans la thérapeutique antituberculeuse.

L'étude de ce produit fera l'objet de notre second chapitre.

CHAPITRE II

De l'extrait pétroléique de bile

Mode de préparation et d'administration

C'est à la séance de l'académie de Médecine du 8 octobre 1907, que la première communication fut faite par M. le Prof. Lemoine: « Sur un nouveau traitement de la tuberculose, basé sur l'action antitoxique du foie. ».

La même année parut un opuscule: Traitement de la tuberculose par la Paratoxine, basé sur l'action antitoxique du foie, par les Professeurs Gérard et Lemoine.

Les auteurs partent de ce principe: « Le foie est le défen-
» seur de l'économie contre les infections et les intoxica-
» tions. On sait qu'il emmagasine les poisons minéraux, et
» qu'il cherche à empêcher leur diffusion rapide; on sait
» aussi, comme la démonstration en a été faite par Roger,
» qu'il remplit un rôle du même genre vis-à-vis des micro-
» bes eux-mêmes. En tout cas, un fait qui semble bien le
» démontrer cliniquement, c'est que les maladies infectieu-
» ses sont, en général, moins graves chez les sujets dont le
» foie est absolument sain et fonctionne normalement.

» Il est inutile d'insister sur l'importance de l'intégrité

» hépatique dans ses rapports avec le pronostic des mala-
» dies. Tout le monde est d'accord là-dessus aujourd'hui.
» Mais par quels mécanismes le foie protège-t-il l'organis-
» me?

» Très vraisemblablement il en existe plusieurs. D'abord
» le foie sert à élaborer et à faciliter l'élimination de nom-
» breux produits de désassimilation; en second lieu, il re-
» tient et ne laisse passer que peu à peu les poisons dont
» une invasion trop brusque dans l'économie pourrait ame-
» ner des accidents graves; enfin, il fournit des sécrétions
» dont l'une, au moins, la bile, possède manifestement des
» propriétés antiputrides et antiseptiques. Le foie est égale-
» ment un organe où s'élaborent des antitoxines, véritables an-
» tidotes qui servent à neutraliser les toxines d'origines di-
» verses. »

Ils citent alors l'expérience de Phisalix en 1897, démontrant
que la bile et les acides biliaires exerçaient vis-à-vis du
venin des vipères une neutralisation chimique et que la
cholestérine en particulier se conduisait comme une substance antitoxique à l'égard de ce venin.

Cette expérience servit de point de départ aux recherches des professeurs Gérard et Lemoine. Ils ont pensé que
si la cholestérine avait un pouvoir neutralisant vis-à-vis du
venin des vipères, elle pouvait agir de la même façon sur
les toxines provenant des maladies infectieuses.

Leurs expériences se sont portées sur la tuberculose, car
« c'est une maladie à évolution lente en général, dans laquelle les toxines provenant du bacille de Koch, paraissent
jouer un rôle plus important que le bacille lui-même et
qui est d'autant plus grave que le foie du sujet est en
moins bon état. ».

Les résultats obtenus avec la cholestérine ayant été assez heureux, mais inconstants, ils cherchèrent à isoler de
la bile un produit plus actif. Pour cela, ils traitèrent des
mélanges de bile par certains dissolvants, et en particulier
par l'éther de pétrole. Ils arrivèrent à avoir des prépara-

tions privées de pigments biliaires, qu'ils désignèrent sous le nom d'extrait pétroléique de bile, plus simplement de Paratoxine.

La formule a été publiée dans plusieurs revues médicales. Nous l'avons extraite de la « Presse médicale », No du 25 janvier 1908 :

1o Prendre des vésicules biliaires d'animaux jeunes récemment abattus;

2o Faire évaporer la bile recueillie dans le vide, très rapidement ;

3o L'extrait sec est épuisé par de l'éther de pétrole bouillant à 45 degrés;

4o La liqueur éthérée, filtrée, est distillée. On a un résidu jaune brunâtre, d'abord huileux, puis se prenant en masse par le refroidissement, par suite de la cristallisation des produits cholestériques.

Cet extrait est soluble en partie dans l'alcool froid, très soluble dans les huiles fixes et volatiles, en particulier dans l'huile de vaseline.

Tel est le produit appelé Paratoxine. Il renferme des quantités de cholestérine anhydre variant entre 51 et 63 p. cent. Les recherches expérimentales ont été faites sur le cobaye. On en prit dix-huit, répartis en trois séries de six. Les six cobayes de la première série ou série A, après avoir reçu une injection intra-abdominale d'une émulsion de bacilles tuberculeux bovins ou humains, étaient conservés comme témoins.

Les six cobayes de la seconde série ou série B, traités de la même façon, reçurent tous les deux jours, une injection de cholestérine sous la peau du dos.

Enfin les six cobayes de la troisième série ou série C, après inoculation, reçurent tous les deux jours, une injection d'extrait pétroléique de bile: 2 cc.

Les résultats obtenus furent les suivants:

Les cobayes de la série A, qu'on avait injectés de tuberculose bovine ou humaine et qui n'avaient été traités ni par la cholestérine, ni par la Paratoxine, présentaient dès le deuxième ou troisième jour, une température rectale variable entre 38o8 et 39o, qui atteignait vers les sixième ou septième jour 40o. La température se maintenait aux environs de 39o pendant une semaine en moyenne, puis on observait une légère baisse pendant une dizaine de jours. Enfin les cobayes mouraient entre le vingt-cinquième et le trentième jour après avoir présenté une hyperthermie brusque ou au contraire un abaissement de température 37o4 ou 37o8. (D'après Richet, v. Dictionnaire de physiologie, la température minima du cobaye est de 37o8.). La courbe de poids de ces cobayes, après une augmentation passagère au début, présentait une diminution notable sur le poids initial à leur mort.

Les cobayes de la seconde série (série B), traités par des injections de cholestérine ont présenté les phénomènes suivants. Le plus souvent la température du début a été moins élevée que chez les animaux de la première série, mais la période terminale a ressemblé beaucoup à celle des premiers.

La courbe de poids était soumise à une ascension, mais cette ascension était régulière et se maintenait jusqu'à la mort où on pouvait noter une augmentation sur le poids initial.

Quant aux cobayes de la série C, traités par l'extrait pétroléique de bile, après avoir été tuberculisés, ils donnaient lieu aux constatations suivantes: La température, après une ascension de un degré environ, se maintenait entre 37o et 38o. Au bout de la deuxième semaine, elle restait aux environs de 37o. Enfin le poids subissait une marche ascendante et presque régulière.

A l'autopsie, on constatait que les viscères des animaux de la première série, étaient couverts de tubercules agglomérés ou isolés. Ceux des animaux de la seconde série étaient moins atteints. Quant aux viscères des cobayes de la troisième série, ils n'offraient que des tubercules disséminés en petit nombre et en masses peu compactes.

Enfin, on a voulu savoir ce qu'était devenu le liquide injecté. Après avoir pratiqué des coupes dans les tissus au niveau des points injectés, MM. Gérard et Lemoine ont constaté ce qui suit: Les cobayes traités par la cholestérine présentaient dans le tissu cellulaire sous-cutané des noyaux indurés qui, à la section, étaient formés de masses d'aspect blanchâtre, dues à la coupe et se laissant difficilement déprimer par la pression digitale. Ces masses traitées par les réactifs de la cholestérine, n'en révélaient plus de traces. La cholestérine injectée avait donc été absorbée après avoir subi une transformation.

Au contraire, les cobayes injectés de Paratoxine ne présentaient aucune induration, et les examens chimiques des téguments n'ont pas permis de retrouver le produit, qui avait pénétré dans la circulation.

De ces expériences, les auteurs tirèrent les conclusions suivantes: « La Paratoxine semble avoir chez les cobayes une action d'arrêt dans l'évolution du processus tuberculeux, comme il est possible de s'en rendre compte à l'examen des viscères; elle semble mettre l'organisme dans un état de grande résistance, puisqu'elle amène la diminution de la température et une augmentation du poids des animaux en expérience ».

Ces expériences ayant été renouvelées plusieurs fois sur des séries de cobayes rendus tuberculeux et ayant donné lieu à chaque fois à des résultats satisfaisants, MM. Gérard et Lemoine, après s'être assurés que leur préparation était dépourvue de toute nocivité, entreprirent des recherches sur l'homme atteint de tuberculose pulmonaire.

Ils s'adressèrent tout d'abord à des tuberculeux hospitalisés, arrivés à la troisième période de la maladie. Les résultats obtenus furent, d'après les cliniciens, incomplets et inconstants, portant seulement sur quelques symptômes.

Il est bien certain que les expériences faites sur les cobayes, n'avaient pas porté sur des animaux arrivés à la troisième période de la tuberculose et qu'ici on se trouvait en présence de malades amaigris, à bout de forces, toussant et crachant constamment, porteurs de lésions graves, atteints depuis longtemps d'une anorexie complète.

Il eut été illusoire peut-être de s'attendre à voir des changements du jour au lendemain et d'exiger de cette nouvelle médication plus qu'elle ne pouvait donner.

Les cliniciens le comprirent et ils s'adressèrent surtout à des malades de la première et de la seconde période venant à la consultation. Là, les résultats acquis furent en général satisfaisants. On les attribua à ce nouveau traitement, car ces malades ne changèrent rien à leur vie habituelle et ne suivirent aucun autre traitement.

Ces résultats portèrent: « Sur l'état général qui s'améliora progressivement.

» Sur l'appétit qui augmenta, même chez les malades les » plus anorexiques.

» Les sueurs diurnes ou nocturnes furent heureusement » influencées par ce mode de traitement.

» Le poids augmenta assez rapidement. »

Parallèlement, on observait l'accroissement des forces et la diminution des oppressions et des malaises généraux. La toux diminuait d'intensité et de fréquence et l'expectoration était moins abondante.

La température décroissait peu à peu et revenait vers la normale.

Tels furent les phénomènes généraux, observés chez les tuberculeux, du premier et du deuxième degré, traités par l'extrait pétroléique de bile.

Les phénomènes locaux furent les suivants: Les lésions pulmonaires semblaient se sécher et marcher vers la cicatrisation; les craquements humides faisaient place aux craquements secs, qui eux-mêmes finissaient par disparaître; les gargouillements étaient remplacés par une respiration soufflante ou caverneuse. De plus, on constatait la diminution du nombre des bacilles de Koch dans les crachats et même, au bout d'un certain temps, leur disparition complète.

Ces constatations, nous le répétons, furent faites chez des malades de la première et de la seconde période. Pour ceux de la troisième période, MM. Gérard et Lemoine font les réserves suivantes :

« Lorsque les lésions sont plus étendues et lorsqu'il s'est » formé des cavernes suppurantes, les effets de la Para- » toxine sont bien minimes, même si elle est injectée à fortes » doses.

» La Paratoxine paraît inefficace dans certaines formes » de tuberculose; son action est nulle ou à peu près nulle » dans les formes hyperthermiques et dans les tuberculoses » à marche aiguëe.

» En somme, les cas où l'indication de la Paratoxine est » très nette, sont ceux de la tuberculose au premier et au » deuxième degré, même avec des signes de ramollissement » étendu, mais à marche lente et avec des températures n'at- » teignant pas 39°. »

Malgré les réserves faites pour certains malades, il n'en fallait pas davantage pour impressionner les praticiens et les engager à employer dans leur clientèle ou dans les services hospitaliers qu'ils dirigent, le nouveau produit.

Des communications importantes ne tardèrent pas à paraître. Nous en citerons quelques-unes à titre de documents.

Le docteur Lourties, médecin en chef des mines de Courrières, publie, en février 1908, les résultats heureux que lui a donnés le nouveau traitement: « Les résultats de ces inoculations, dit-il, dépassèrent mes prévisions les plus optimistes. Tous mes malades, sauf deux, ont bénéficié d'une amélioration très nette. »

Il cite le cas d'une malade qui, se trouvant tellement améliorée, resta quatre jours sans recevoir d'injections. Le cinquième jour, elle revint trouver le Docteur Lourties, en proie à une vive angoisse. En effet, elle se croyait guérie, lorsque le quatrième jour, la fièvre reparut ainsi qu'une toux opiniâtre s'accompagnant de crachats fortement striés de sang, M. Lourties ne cache pas son inquiétude en voyant avec quelle vigueur réapparaissait le mal dont il croyait s'être rendu maître. Il ne se découragea pas cependant et injecta à sa malade une double dose de Paratoxine qui amena « une détente immédiate ». Depuis, l'amélioration s'est maintenue et en un mois, le poids a augmenté d'un kilo.

D'après ce fait, nous remarquons avec le Docteur Lourties, et nous insistons, sur la nécessité d'une dose un peu forte dans les cas de récidive brusque ou de non-amélioration des phénomènes locaux et généraux.

Nous lisons aussi avec grand intérêt dans la même communication, l'observation très résumée d'un employé aux mines de Courrières, porteur d'une caverne au sommet du poumon droit, dont le poids augmenta de quatre kilogs et demi en deux mois et chez qui on vit peu à peu une atténuation très notable des phénomènes locaux et généraux.

En mars 1908, M. le docteur Vandeputte, de Lille, communique à la Société de thérapeutique, les résultats du traitement par l'extrait pétroléique de bile, de 102 tuberculeux.

Sur ces 102 cas, il y a 22 cas de tuberculose du premier degré, 49 de tuberculose du second degré et 31 de tuberculose du troisième degré.

Chez les malades du premier degré, il faut noter que l'état général s'est amélioré assez rapidement; il y eut diminution de l'amaigrissement, relèvement du poids et réapparition des forces, permettant aux malades de reprendre une partie de leurs occupations.

La température même dans les cas hyperthermiques s'est rapprochée de la normale au bout d'un temps plus ou moins long.

L'appétit et les fonctions digestives parurent être influencées d'une façon très heureuse par le traitement. Quant aux sueurs nocturnes, elles disparurent même avant l'abaissement de la température.

Dans l'état local, on doit noter la diminution de la toux et même la disparition vers le quatrième mois du traitement. Chez certains malades cependant, la quinte résiste jusqu'à la fin du traitement. De plus, il faut signaler la modification des signes physiques après l'amélioration de l'état général et de l'état fonctionnel. Dans un tiers des cas, d'après la statistique du docteur Vandeputte, la régression ne serait pas complète. La persistance d'une inspiration rude et d'une expiration prolongée ainsi que de l'exagération des vibrations devrait être attribuée dans ce cas-là à la transformation fibreuse des tubercules.

Chez les malades du deuxième degré, on observe la même amélioration que chez ceux du premier degré. Enfin chez ceux du troisième degré, les résultats thérapeutiques sont moins bons que chez les premiers, quoiqu'on relève sur les 31 malades traités: 21 survivants dont 8 dans un état stationnaire, 9 en voie d'amélioration et 4 guéris.

M. Vandeputte n'hésite pas à reconnaître lui aussi, en terminant sa longue communication, les effets bienfaisants de l'extrait pétroléique de bile et dans certains cas, l'utilité d'employer de fortes doses pour arriver à un résultat. Mais il signale que quelquefois, il a observé un état congestif du parenchyme pulmonaire, après l'emploi de hautes doses.

Il cite en particulier le cas d'une jeune fille de vingt ans, atteinte de tuberculose à marche assez rapide, soumise aux injections hypodermiques et laryngées, chez laquelle au bout du troisième mois, la dyspnée qui avait diminué, revint avec une nouvelle intensité et présenta des signes évidents de congestion pulmonaire autour de la caverne. Cette congestion, qui, d'ailleurs n'eut aucune action sur la température et l'expectoration, résista aux révulsifs et disparut en réduisant la dose du produit injecté.

Enfin, le praticien reconnaît que dans certains cas « la diminution de la dose est la cause d'une reprise des symptômes et peut entraîner la perte des résultats acquis; dans d'autres cas au contraire, la réduction de la dose fait disparaître une congestion qui, tout en n'étant pas de pronostic grave, met le poumon dans un mauvais état fonctionnel. »

Cette remarque, comme on le voit, est importante, car il

sera bon pendant la durée du traitement, de voir comment se comporte le malade afin de pouvoir augmenter ou diminuer le nombre des injections.

Ce nouveau mode de traitement de la bacillose n'est pas resté seulement dans le domaine des médecins civils; des médecins militaires l'ont appliqué à leurs malades et s'en sont bien trouvés. Le docteur Vidal, médecin-major de deuxième classe au 13e régiment de chasseurs à cheval a publié à ce propos une intéressante communication suivie de six observations. Il a pu faire les mêmes constatations que le docteur Vandeputte: une amélioration assez grande s'est montrée rapidement, se traduisant par un accroissement des forces, une diminution des oppressions et des malaises généraux et une réapparition de l'appétit. La toux diminue peu à peu d'intensité et de fréquence et l'expectoration devient moins abondante.

Quant aux signes d'auscultation, le docteur Vidal a remarqué qu'ils se modifiaient plus lentement que les signes généraux. Quoiqu'il en soit, ils se modifient: les craquements humides se changent en craquements secs, lesquels disparaissent dans la suite. En un mot, il y a asséchement du foyer malade et au bout d'un certain temps, on ne constate plus que des signes de cicatrisation.

Dans cette communication, il est aussi reconnu que la guérison est plus rapide chez les malades du premier et du second degré alors que chez ceux du troisième degré, il faut attendre plus longtemps et quelquefois sans résultat appréciable.

La question du traitement de la tuberculose par les produits à base de cholestérine, par l'extrait pétroléique de bile en particulier, n'est pas restée étrangère au congrès des médecins français qui eut lieu à Genève le 4 septembre 1908.

On y exposa la théorie de Gérard, Lemoine et Leulier: sur la composition des substances lipoïdes de l'organisme et leur rôle de défense contre les infections. Pour eux, « les lipoïdes sont formés par des corps gras, des phosphatides et des composés cholestériques. Ces derniers ne comprennent pas seulement la cholestérine animale, mais aussi ses dérivés d'oxydation et un éther-oxyde de la cholestérine. »

Les auteurs donnent ensuite les résultats qu'ils ont obtenus en voulant déterminer les proportions de substances lipoïdes contenues dans certains organes et tissus et la quantité de composés cholestériques que renfermaient ces lipoïdes.

Se basant ensuite sur les travaux de Ransom, Salkowski, Iscovesco, Phisalix, etc., ils concluent en disant que « l'organe menacé par une intoxication fait appel aux matières grasses qui, dans leur migration, apportent leur contingent de cholestérine pour exercer son action antitoxique et son pouvoir antihémolytique, sachant que la plupart des poisons ont une action destructive envers les globules rouges. »

D'où les raisons pour lesquelles il faut considérer les corps lipoïdes comme les agents défenseurs de notre organisme contre les intoxications.

Ensuite, le professeur Lemoine expose l'action bactériolytique de certains corps extraits des lipoïdes biliaires.

Pour lui, les lésions tuberculeuses, quand elles arrivent à guérir, le font par un processus de cicatrisation lié au développement du tissu conjonctif.

« On admet même que, dans bien des cas, les nodules tuberculeux s'enkystent dans une coque fibreuse, les bacilles restant encore vivants au milieu de la lésion ainsi séparée du reste de l'organisme. A côté de ce mode de cicatrisation, il en existe un autre qui consiste surtout dans la disparition graduelle des bacilles tuberculeux sans modification des surfaces sur lesquelles ils vivaient. »

M. Lemoine dit avoir observé ce processus chez des tuberculeux qu'il a traités par les produits extraits des lipoïdes biliaires; chez ces malades, en même temps qu'on constate une amélioration très sensible de l'état général, on observe la disparition des bacilles dans les crachats, alors que les signes d'auscultation n'ont presque pas varié.

Après ces diverses communications, M. Caudron, chef de clinique médicale à la faculté de médecine de Lille, après avoir rappelé le rôle de défense exercé par le foie, contre les agents toxiques ou infectieux, le rôle antitoxique de la cholestérine, le pouvoir bactéricide et bactériolytique de la pyocianase dû aux lipoïdes qu'elle renferme, montre que « les extraits biliaires complexes retirés des lipoïdes de la bile et connus sous le nom de paratoxine, possèdent des propriétés antitoxiques beaucoup plus accusées. »

M. Caudron fait part ensuite des résultats qu'il a obtenus depuis quatre ans à l'hôpital, dans un dispensaire et dans sa clientèle privée.

A l'hôpital, les résultats sont moins heureux; étant donné le milieu constamment infecté, les malades ne peuvent profiter de l'amélioration produite, par suite d'une réinfection continuelle.

Les tuberculeux non hospitalisés sont ceux chez qui on obtient les meilleurs résultats, résultats parfois « inespérés ». Les tuberculeux de la troisième période sont exceptionnellement guéris. Ceux de la deuxième et de la première période bénéficient, la plupart du temps, d'une façon complète du traitement par la paratoxine, surtout si on y ajoute la suralimentation, le repos, la cure d'air et les diverses médications symptomatiques habituelles.

A ce moment intervient M. Mongour, professeur agrégé près la faculté de médecine de Bordeaux, qui dit n'avoir obtenu aucun résultat en employant la paratoxine, soit en ingestion, soit en injection.

« Elle ne m'a même pas fourni, dit-il, l'illusion d'une action thérapeutique telle que je l'ai constatée avec les différentes tuberculines... J'ai bien observé au 1er et au 2e degré certaines améliorations, mais à la vérité peu sensationnelles, peu impressionnantes; j'ai vu en utilisant la paratoxine et en soumettant mes malades au repos, à la suralimentation et à l'aération continue, ce que j'ai vu sans employer la paratoxine, en prescrivant tout simplement le traitement classique. »

Tout dernièrement encore, M. Mongour, à la bienveillance duquel nous devons plusieurs observations, nous a fait la déclaration suivante qu'il nous autorise à reproduire: « Je ne crois pas que la Paratoxine présente une action spécifique vis-à-vis de l'infection tuberculeuse. A-t-elle plus de valeur comme médication générale, comme médication adjuvante, suivant le terme consacré? C'est possible, mais ce n'est pas bien sûr et en tout cas cette valeur adjuvante ne m'est pas apparue bien considérable. En résumé, je crois que la Paratoxine si elle ne fait aucun bien, ne fait aucun mal. C'est une qualité que n'ont pas tous les médicaments ».

Après le docteur Mongour, c'est Monsieur Guinard de Paris qui prend la parole. Il n'a jamais ordonné la Paratoxine, mais il a été appelé en consultation et a soigné des malades qui avaient été soumis à ce traitement.

« Je n'ai pas eu comme M. Caudron, dit-il, la chance de constater les succès merveilleux qu'il a obtenus; car bien qu'il ne s'agisse ni de phtisiques, ni de tuberculeux d'hôpital, les résultats ont été parfaitement nuls... Je considère la Paratoxine comme tout à fait innocente de ce qui pourrait être mis à son actif en bien ou en mal. »

Enfin M. Jacquerod de Leysin dit qu'après avoir traité une vingtaine de tuberculeux par ce médicament, il remporte l'impression que « l'action est excessivement anodine, la plupart du temps absolument nulle ». Il n'a jamais constaté d'augmentation de poids, ni une diminution de l'expectoration ou des bacilles. A noter seulement une légère diminution de température.

Il nous a paru utile et même important de citer ces appréciations diverses qui ont été émises sur l'extrait pétroléique de bile, au congrès de Genève, afin de bien montrer que si certains praticiens sont partisans de cette nouvelle médication et ont obtenu des résultats favorables, d'autres n'ont rien obtenu et la considèrent comme un agent thérapeutique d'une inefficacité presque absolue. Notre rôle n'est pas de discuter ici qui a tort ou raison; comme nous l'avons dit dans l'introduction de ce travail, nous ne ferons que des constatations, nous efforçant d'observer la plus grande impartialité. Des contestations que nous aurons faites ou qui ont été faites autour de nous, nous tirerons les conclusions qui paraissent en découler.

Enfin, en dernier lieu, nous citerons la communication faite au XVIII⁰ congrès de la société italienne de médecine interne à Rome en octobre 1908, par le Docteur Giovanni Targhetta, sur l'efficacité de la Paratoxine dans le traitement de la tuberculose pulmonaire et laryngée.

Ses observations personnelles lui permettent d'affirmer que l'extrait pétroléique de bile a une action incontestable sur la tuberculose pulmonaire qu'il arrête dans son évolution et qu'il s'est montré efficace dans plusieurs cas de tuberculose laryngée et intestinale.

Nous pourrions continuer ainsi la liste des articles parus et des résultats cliniques obtenus par bon nombre de praticiens, tous dignes de foi. Nous ne pensons pas que cela soit utile, pour prouver l'action indéniable des composés à base de cholestérine sur la tuberculose.

D'un autre côté, nous n'entendons pas prétendre démontrer que tout bacillaire traité de cette façon sera certainement guéri. Nous avons eu malheureusement sous les yeux des cas où cette médication est restée impuissante, quoiqu'elle ait été faite avec beaucoup de diligence et une grande régularité.

MM. Gérard et Lemoine eux-mêmes, en faisant connaître le fruit de leurs recherches, n'ont pas présenté leur mode de traitement comme capable de guérir tous ceux qui étaient atteints de la terrible maladie.

« Nous nous sommes imposés, disent-ils, la règle de ne point exiger de notre médication plus qu'elle ne pouvait fournir. Nous nous sommes bornés à la seule constatation des résultats acquis tant au point de vue objectif que subjectif.

» Nous demandons seulement deux choses: D'abord qu'on veuille bien expérimenter sur les malades, l'action de la Paratoxine avant de porter aucun jugement; ensuite qu'on ne nous fasse pas dire plus que nous n'avons avancé nousmêmes.

» Que nos confrères veuillent bien reprendre nos recherches. Nous avons moins voulu les convaincre que les engager à vérifier par eux-mêmes la sincérité de nos affirmations. »

Il serait donc chimérique de notre part, de vouloir dire ou faire dire plus que ce qui vient d'être dit. Là n'est pas notre but. D'après les communications citées précédemment et celles dont nous avons eu connaissance, sachant que dans le traitement des tuberculeux par certains produits à base de cholestérine on a obtenu de très heureuses modifications, nous avons voulu voir et constater par nous-même les résultats dans les services hospitaliers que nous avons eu l'honneur de suivre, afin de pouvoir joindre les nôtres à ceux publiés antérieurement.

Procédés d'administration de l'extrait pétroléique de bile. — On peut l'administrer en injections sous-cutanées, par la voie stomacale, et en injections intra-laryngées.

Les injections sous-cutanées, faites d'une façon absolument aseptique, sont tout à fait indolores et sans réaction inflammatoire. On peut les faire dans n'importe quelle région du corps, mais d'après le professeur Lemoine, la région de prédilection est la zone interscapulo-vertébrale, dans le tissu cellulaire sous-cutané, près des muscles; l'appareil respiratoire en bénéficiant plus rapidement que si elle est faite dans la région fessière par exemple.

La dose journalière moyenne est de 1 cc., mais on peut sans inconvénient la porter à 2, 3 et même 4 cc., suivant la gravité des cas et suivant les malades.

Par la voie buccale, la paratoxine peut être donnée soit en

nature, soit en pilules. Plus généralement elle est prise en pilules, alternant ainsi avec les injections. Dans les cas d'entérites tuberculeuses profuses, on peut administrer le médicament en nature à la dose de 5 à 20 cc., pendant quelques jours. On a vu des malades, dont la diarrhée abondante et rebelle à toutes sortes de médicaments a été calmée en trois ou quatre jours par celui-ci.

Les injections intra-laryngées s'appliquent surtout aux cas de laryngites tuberculeuses. C'est le docteur Hervé, directeur du sanatorium de la Motte-Beuvron, qui fut le premier à essayer ces sortes d'injections. De plus, il constata que l'emploi des injections intra-laryngées, combiné avec celui des injections sous-cutanées, amenait des résultats beaucoup plus rapides et beaucoup plus nets.

Dans ce cas, il faut employer la paratoxine B, livrée dans la pratique en ampoule de 5 cc. Ces injections, qui se font d'après la méthode de Mendel, en tirant la langue en avant et en laissant tomber le liquide très lentement entre les piliers du larynx sont en général bien supportées. Toutefois, on recommande de les éviter chez les sujets congestifs, car on pourrait déterminer des hémoptysies passagères.

D'après ce qui a été dit plus haut, il nous semble que les résultats produits soit par l'extrait pétroléique de bile, soit par l'émulsion de cholestérine, ne peuvent être attribués qu'à la cholestérine elle-même qu'ils renferment et qui possède, comme plusieurs auteurs l'ont prouvé, un rôle antitoxique. Le mode d'administration est de peu d'importance; que ce soit par injections sous-cutanées ou par voie gastrique.

D'ailleurs, Pribram a montré qu'il était inutile de faire des injections hypodermiques de cholestérine et que l'ingestion de cette substance par voie gastrique était suivie d'une augmentation de la teneur du sang en cholestérine, par conséquent qu'elle était admirablement résorbée.

Avant de passer aux observations, nous tenons à faire

remarquer, que malgré le petit nombre qui nous est personnel, nous avons pu suivre et constater par nous-même, l'état dans lequel se trouvaient les malades traités dans les hôpitaux de Bordeaux, et particulièrement ceux du service de M. le professeur agrégé Sabrazès.

CHAPITRE III

OBSERVATION I (Personnelle).

Prise dans le service de M. le Prof. agrégé Sabrazès.

P. D..., 39 ans. Entré à l'hôpital le 29 octobre 1908. Poids: 52 k. 500.

Depuis un an environ, le malade accuse des malaises fréquents, de la lassitude. Il a subi des refroidissements assez nombreux et ne faisait plus son travail que péniblement. La station debout lui était presque impossible. Depuis le commencement de septembre, il se trouve plus fatigué. Il transpire beaucoup la nuit et tousse surtout à ce moment. Il crache peu.

Antécédents héréditaires. — Père mort à 63 ans. Le malade ignore de quelle maladie. Mère morte à 34 ans d'épuisement.

Antécédents personnels. — N'a jamais été malade.

Examen. — Aspect physique assez bon. Les muqueuses sont bien colorées. Les crachats ne contiennent que peu de bacilles de Koch.

Appareil respiratoire. — En avant. Côté droit: un peu de submatité au sommet. A l'auscultation, la respiration est soufflante et l'inspiration rude. Quelques craquements humides se font entendre au sommet avec de gros runcus disséminés dans tout le poumon.

Côté gauche. La sonorité est exagérée. A l'auscultation, on entend quelques sibilances disséminées çà et là.

En arrière, côté droit: Submatité au sommet. La sonorité est normale en bas. A l'auscultation: L'inspiration est rude au sommet. Il existe quelques craquements.

Du côté gauche: On remarque qu'il y a exagération de la sonorité, au sommet. Ni râles. Ni craquements.

Appareil circulatoire. — Rien de particulier. Pouls, 96, égal, régulier. Tension normale.

Appareil digestif. — Anorexie presque complète, mais le malade n'a pas de dégoût pour les aliments. Il ne souffre pas de l'estomac et n'a ni diarrhée, ni constipation.

On commence le traitement par la Paratoxine 1 cc. tous les 3 jours.

14 novembre 1908. — Les bacilles de Koch sont très peu nombreux dans les crachats, 1 à 2 par champ. Il y a peu de microbes secondaires On observe une baisse légère de la température qui, avant, oscillait entre 37° et 38°. Le poids est de 55 kgr.

22 novembre. — Se sentant amélioré, le malade sort sur sa demande. Il a reçu 7 injections de Paratoxine. La température se rapproche de 37°.

7 février 1909. — Le malade se présente de nouveau pour rentrer à l'hôpital. Il tousse énormément. L'expectoration est plus abondante que la première fois. On note la présence de quelques ganglions axillaires à droite et à gauche.

Examen de l'appareil respiratoire. — Submatité aux sommets droit et gauche. Les vibrations sont augmentées des deux côtés. On trouve des craquements secs aux deux temps, à droite et à gauche. De plus, il y a de la rudesse inspiratoire, et l'expiration est faible. Poids: 52 kgr.

On recommence les injections de Paratoxine, comme lors du premier séjour.

7 avril. — Le malade est obligé de partir par suite de la maladie d'un de ses enfants. On note une légère amélioration au point de vue de la toux et de l'appétit. L'expectoration s'est très réduite: 1 ou 2 crachats par jour. La température ne dépasse guère 37° le soir.

Du 29 octobre au 22 novembre 1908:

La température a oscillé entre 37° et 37°8.

Poids à l'entrée: 52 kgr. 500.

Poids à la sortie: 55 kgr.

Le malade a reçu en injection 1 cc. de Paratoxine tous les trois jours.

(Pour le second séjour à l'hôpital, voir la courbe ci-jointe).

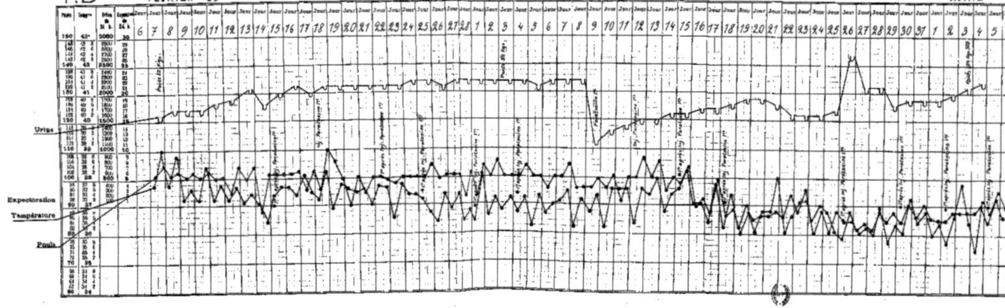
P.D
FÉVRIER 09
MARS
AVRIL
Urine
Expectoration
Température
Pouls

OBSERVATION II (Inédite)

Resumé d'une observation due à l'obligeance de M. le Prof. agrégé Sabrazès,
qui a eu la malade dans son service.

G. P..., 20 ans, garde-malade.

Entrée à l'hôpital le 13 avril 1909. Poids: 52 kgr.

Depuis le mois de février, la malade a eu une bronchite suspecte
qui a traîné jusqu'à l'entrée à l'hôpital. De plus, la toux s'accompagnait de crachats purulents. A noter de l'asthénie et des sueurs nocturnes, et un amaigrissement assez notable. En octobre, la malade
avait eu des troubles intestinaux avec douleurs appendiculaires, vomissements, constipation. La température était déréglée: tantôt isother-
mie matinale et vespérale, tantôt écart de 5/10e de degré entre la
température du matin et celle du soir.

C'est en mars qu'éclatèrent les troubles pulmonaires, marqués par
des poussées thermiques jusqu'à 38°2 et même 39° le soir. Au
début d'avril, on pratique quelques injections de cacodylate de soude;
la température oscilla entre 37° et 37° 4.

Antécédents héréditaires. — Père mort tuberculeux à 55 ans. Mère
vivante, atteinte d'albuminurie et de cystite.

Antécédents personnels. — Etant enfant, elle a eu la rougeole et la
scarlatine sans complications. En mars 1908, elle fut atteinte d'une
bronchite qui dura quelques semaines; de plus on note dans la
même année une crise d'appendicite.

Réglée à 19 ans, une aménorrhée de 9 mois survint en 1908.

Examen. — On constate une micropolyadénite sous-maxillaire, de
la transpiration facile des aisselles.

Appareil respiratoire. — En avant. Côté droit: Douleur à la percussion, surtout au sommet du poumon. Les vibrations perceptibles
aux deux sommets sont plus fortes à droite. A l'auscultation, l'inspiration est rude, l'expiration courte. Du côté gauche, l'inspiration
est plus forte.

En arrière. A droite: Les vibrations sont comme en avant, plus fortes à droite qu'à gauche. Il y a diminution du murmure vésiculaire dans la fosse sus-épineuse.

A gauche, on trouve une respiration de suppléance.

La voix chuchotée est transmise avec un timbre rude.

La malade tousse et expectore peu. On trouve dans les crachats des bacilles de Koch en grande quantité: 15 par champ, en moyenne. Peu de microbes associés: quelques diplobacilles. Indice opsonique 0,88.

Appareil circulatoire. — Pouls: 96, égal, régulier. Tension hyponormale. Battements du cœur réguliers. Bruits normaux. Il n'y a rien à signaler du côté des autres appareils. La malade a été soumise aux injections de Paratoxine, à partir du 15 avril, à raison de 1 injection de 1 cc. tous les trois jours.

On a vu les écarts entre la température du matin et du soir devenir, à partir de ce moment, très minimes.

27 avril. — Même état qu'à l'entrée à l'hôpital.

6 juin. — Diminution du nombre des crachats. Les bacilles sont beaucoup moins nombreux. La tension artérielle est basse, 10,5.

28 juin. — L'état de la malade est allé s'améliorant, au point qu'au moment où elle a quitté le service (28 juin), ayant reçu 19 piqûres de paratoxine, elle a pu, après deux mois de convalescence à la campagne, reprendre ses pénibles occupations. Au point de vue stéthoscopique, comme au point de vue de la santé générale, on doit reconnaître une grande amélioration.

La malade, qui, à son entrée dans le service, pesait 52 kgr. a été réexaminée le 13 novembre 1909. Elle pèse 54 kgr. 500.

Elle a passé deux mois à la campagne, du 15 juillet au 15 septembre. Elle fait son service sans fatigue. Depuis sa sortie, elle a toussé durant 5 ou 6 jours par suite d'un rhume, qu'elle a soigné, dit-elle, en prenant du sirop phéniqué de Vial.

A ce jour, on constate ce qui suit: Langue humide, bonne; teint pâle. Muqueuses peu colorées.

Pouls 88.

La tension artérielle est de 10 à 10,5 (Oliver).

Du côté de l'appareil respiratoire: La percussion indique une sonorité un peu plus accentuée à gauche qu'à droite. A l'auscultation,

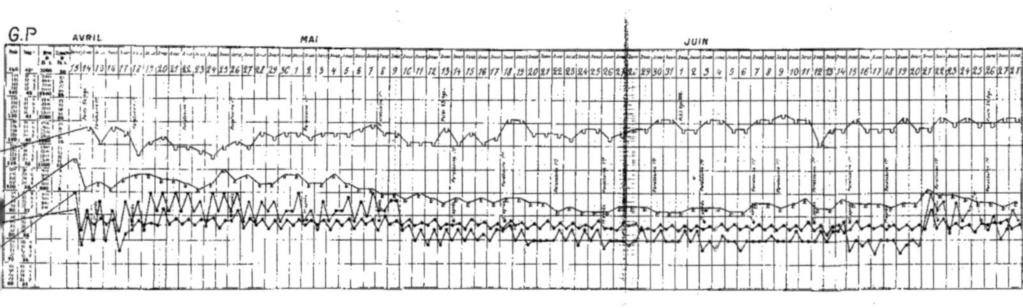

G.P
AVRIL
MAI
JUIN

l'inspiration est un peu plus faible et plus saccadée à droite qu'à gauche.

En arrière, la sonorité est bonne. Cependant il y a un peu de rudesse respiratoire à droite. Du même côté, on perçoit latéralement quelques frottements râles légers.

OBSERVATION III (Inédite)

Due à l'extrême bienveillance de M. le Prof. Lemoine (de Lille).

André B..., 18 ans, Employé de commerce. Poids: 57 kgr. 750.

Depuis 15 mois environ, le malade se sent fatigué, éprouve des frissons et mange moins bien. La toux a augmenté et est devenue quotidienne. Il tousse pendant la journée assez fréquemment et un peu pendant la nuit. Il crache peu, le matin presque exclusivement. Douleurs thoraciques et sueurs nocturnes. Cet état a duré 7 mois environ sans changement notable.

Il y a huit mois, André B... eut une hémoptysie sans grande gravité, mais qui persista une huitaine de jours. Les hémoptysies se reproduisirent quatre fois jusqu'au 13 décembre 1907.

Antécédents héréditaires. — Mère morte à 35 ans de tuberculose pulmonaire Père bien portant, mais présentant des traces d'adénite cervicale suppurée.

Antécédents personnels. — On note une rougeole à l'âge de 5 ans, suivie d'une fluxion de poitrine, et des bronchites fréquentes pendant le jeune âge. S'enrhume depuis plusieurs années aussi bien l'été que l'hiver.

Examen pratiqué le 13 décembre 1907.

Appareil respiratoire. — En avant, à droite: rien d'anormal. A gauche: submatité dans les deux premiers espaces intercostaux. Vibrations exagérées. Inspiration rude, expiration prolongée, craquements fins disséminés dans toute cette zone.

En arrière. A droite: rien d'anormal sauf quelques craquements fins sur une étendue de quelques centimètres carrés dans la fosse sus-épineuse.

A gauche: Dans les fosses sus et sous-épineuses: Matité franche, exagération des vibrations, inspiration normale, expiration prolongée; nombreux craquements fins.

Expectoration peu abondante, muco-purulente, renfermant quelques bacilles de Koch: 1 où 2 par champ microscopique. Ophtalmo-réaction positive.

Le malade est soumis aux injections sous-cutanées de Paratoxine à la dose de 2 cc., deux fois par semaine.

Il continue ses occupations; mais nous lui donnons un thermomètre et des instructions pour prendre sa température axillaire, deux fois par jour. Nous passons chez lui de temps en temps pour contrôler sa température.

Dès les premières injections, le malade se sent soulagé; il se sent plus fort, moins gêné dans sa respiration, il mange avec goût et travaille plus facilement. Néanmoins, il tousse et crache autant et présente de temps en temps de rares crachats légèrement striés de sang.

Le 10 janvier 1908, il nous déclare bien manger et bien digérer; tousse moins, mais sue encore autant pendant la nuit.

A l'examen, on trouve:

En avant, à droite: rien d'anormal.

A gauche: Sonorité normale, expiration prolongée, craquements fins dans les deux premiers espaces intercostaux.

En arrière: A droite: Disparition des craquements.

A gauche: Submatité, vibrations exagérées, inspiration normale. Craquements fins assez nombreux.

11 février 1908. — L'appétit a augmenté, les forces sont bonnes, les sueurs nocturnes ont presque disparu. La toux et l'oppression ont diminué, ainsi que l'expectoration.

Examen de l'appareil respiratoire. — En avant. A gauche: vibrations exagérées et expiration prolongée.

A droite, rien d'anormal.

En arrière. A gauche: Persistance des vibrations exagérées, diminution des craquements.

A 'droite, rien d'anormal.

10 mars. — Diminution de la toux et de l'oppression.

En avant. A droite: Rien d'anormal.

A gauche: Vibrations exagérées, expiration prolongée.

En arrière. A droite: Rien d'anormal.

A gauche, Persistance des vibrations et disparition des craquements.

10 avril. — L'état général est toujours aussi bon. L'état fonctionnel est normal, sauf un peu de toux; l'oppression ayant complètement disparu ainsi que les douleurs thoraciques.

L'examen physique ne décèle que des vibrations exagérées à gauche et en haut sur un travers de doigt en avant; sur une zone un peu plus grande en arrière.

L'expectoration est réduite à quelques crachats muqueux, se produisant le matin, mais n'apparaissent pas tous les jours; elle ne renferme aucun bacille.

Le malade est revu tous les mois jusqu'au 21 août 1908, où nous le voyons pour la dernière fois et rien n'est changé dans son état général, ni dans son état local.

13 décembre 1907:
    T.: 38°5.
    P.: 57 kgs 750.
    Pouls: 90.

10 janvier 1908:
    T.: 38°2.
    P.: 58 kgs.
    Pouls: 88.

11 février 1908:
    T.: 37°8.
    P.: 58 kgs 500.
    Pouls: 82.

10 mars 1908.
    T.: 37°2.
    P.: 59 kgs 750.
    Pouls: 80.

10 avril 1908:
    T.: 37°3.
    P.: 60 kgs.
    Pouls: 80.

OBSERVATION IV (Inédite)

Résumé d'une observation due à l'obligeance de M. le Prof. agrégé Sabrazès dans le service duquel la malade est traitée.

E. S..., 27 ans. Infirmière.

Entrée à l'hôpital le 19 janvier 1909. Poids, 51 kgr.

A eu le 30 septembre 1906, une hémoptysie survenue brusquement à la suite d'un refroidissement. Elle a rendu quelques gorgées de sang, mais a continué son service. L'hiver suivant, elle s'est alitée plusieurs fois par suite de petites atteintes de grippe.

En septembre 1907, se produisit une nouvelle hémoptysie. La malade traîna toute l'année 1908 crachant du sang tous les huit ou dix jours. Le 1er juillet 1908, elle est envoyée à Arcachon. Le 2 août, on note une nouvelle hémoptysie. Elle n'en a pas eu depuis. Rentrée d'Arcachon le 28 septembre, elle part chez elle pour le décès de sa mère, reste dix jours et revient à l'hôpital pour reprendre son service, mais étant très fatiguée, elle est obligée de s'aliter. Le 19 janvier on l'envoie au service de l'isolement, à l'hôpital Pellegrin.

Antécédents héréditaires. — Père, 58 ans, rhumatisant. Mère morte à 54 ans d'hémorragie cérébrale. Deux frères: l'aîné souffre du cœur, le cadet est bien portant.

Antécédents personnels. — Depuis l'âge de six ans, la malade a eu deux bronchites qui se sont assez facilement guéries. A 19 ans, elle fut prise de douleurs rhumatismales dans diverses articulations du côté droit, d'une durée de trois mois.

A 21 ans, elle eut la diphtérie, qui dura trois semaines.

Examen de l'appareil respiratoire. — En avant. Côté droit: Augmentation des vibrations. La submatité qui existe au sommet est moins accentuée vers la base. A l'auscultation, on constate une inspiration rude et une expiration prolongée.

Côté gauche Les vibrations sont presque nulles. La sonorité est normale. Quelque peu de rudesse respiratoire.

En arrière. Côté droit: On trouve de la matité au sommet. A l'auscultation, l'inspiration est soufflante, l'expiration voilée. Il y a affaiblissement des bruits respiratoires à la base. A gauche, on observe les mêmes signes, mais moins nettement qu'à droite.

La malade tousse surtout la nuit. Les crachats sont muco-purulents, la voix est légèrement voilée. Les crachats contiennent un grand nombre de bacilles de Koch, associés à quelques diplocoques.

Appareil circulatoire. — Rien de particulier. Pouls: 80, égal, régulier, tension hyponormale.

Appareil digestif. — Elle a eu quelques vomissements, il y a trois semaines. L'appétit est diminué, mais non aboli. A l entrée de la malade, la température oscillait entre 37° 4 et 37° 8. Le pouls variait entre 72 et 80. La respiration était de 18 à 20.

'La première injection de Paratoxine fut donnée le 26 janvier. On ne nota pas d'ascension thermique.

Le 3 février, le lendemain de la 3ᵉ injection de Paratoxine, il y a eu, ainsi que les jours suivants, une ascension de 38°6 à 38°8 le soir. La rémission matinale était de 37°6 à 37°4. Le 7 février, l'injection n'a pas entraîné de nouvelle ascension thermique, au contraire; les injections ultérieures non plus, et à partir de Mars, les oscillations de la température sont devenues bien moindres: 36°4 à 37°; quelquefois au-dessus de 37° le soir.

Le 13 février, le côté droit respire moins bien que le gauche. La sonorité est semblable des deux côtés, les vibrations sont normales.

En avant. A droite: A l'auscultation, à trois travers de doigts audessous de la clavicule, l'expiration est prolongée. De temps à autre, quelques crépitations.

A gauche, quelques râles muqueux.

En arrière: mêmes signes qu'en avant.

L'expectoration est très abondante.

6 mars. — Hier au soir, la malade a rendu 3 crachats striés de sang. L'appétit paraît vouloir revenir.

6 juin. — A eu quelques troubles de l'estomac. Pas de vomissements. On conseille un régime alimentaire approprié. Le nombre des expectorations est de 20 à 25 par jour.

Vers le 15 juillet, au bout d'une quarantaine d'injections de Paratoxine, le nombre des expectorations baisse: 15, 10, et même 5 ou 6. En outre, dans la suite, on note une ascension qui va à 18. On constate également une petite poussée thermique: oscillation entre 36°4 et 37°6.

Vers le milieu d'août, une nouvelle amélioration se produit. Les crachats retombent à 5 ou 6, exceptionnellement à 8 ou 9. Le pouls est à 76 ou 80. La température devient régulière, les oscillations diminuent, allant de 36°2 à 37°2. La respiration est de 15-20. Le 11 octobre, le poids est de 54 kgr.

Revue le 13 novembre 1909, le poids est resté à 54 kilogr Le pouls varie entre 74 et 80. La tension artérielle est de 90. La température oscille entre 36o2 le matin et 37o3 le soir.

Le nombre d'expectorations se maintient entre 10 et 13.

Les crachats sont nummulaires et muco-purulents. Ils renferment quelques bacilles de Koch, 2 à 3 par champ microscopique.

Du côté de l'appareil respiratoire, en avant et à droite, on trouve de la submatité dans les creux sus et sous-claviculaires.

La respiration est rude et l'expiration prolongée; de plus, il faut noter quelques craquements humides.

A gauche. on observe simplement de la rudesse respiratoire.

En arrière, on peut faire les mêmes constatations qu'en avant.

Du 19 janvier au 19 février 1909:

La T. a oscillé entre 36o et 38o.

Le Pouls a oscillé entre 78 et 90.

La quantité d'urine émise dans les 24 heures a varié entre 1500 grammes et 1800 grammes.

La malade a reçu en injections 1 cc. de Paratoxine tous les trois jours.

Du 19 février au 19 mars:

La T. a oscillé entre 36o2 et 37o3.

Le Pouls a oscillé entre 70 et 80.

La quantité d'urine de 24 heures entre 1500 gr. et 1800 gr.

P. 52 kgr.

Même traitement.

Du 20 mars au 18 mai et du 18 juillet au 14 septembre, voir les courbes ci-jointes:

Du 18 mai au 17 juin:

La T. a oscillé entre 36o et 37o.

Le Pouls a oscillé entre 70 et 80.

La quantité d'urine, 1500 gr. et 2000 gr.

Le nombre des crachats: 12 et 24 par vingt-quatre heures.

P. 54 kgr.

Du 17 juin au 17 juillet:

La T. a oscillé entre 36o et 37o3.

Le Pouls a oscillé entre 72 et 80.

La quantité d'urine 1500 gr. et 2000 gr.

P. 55 kgr.

Le nombre des crachats, de 20, descend à 10.

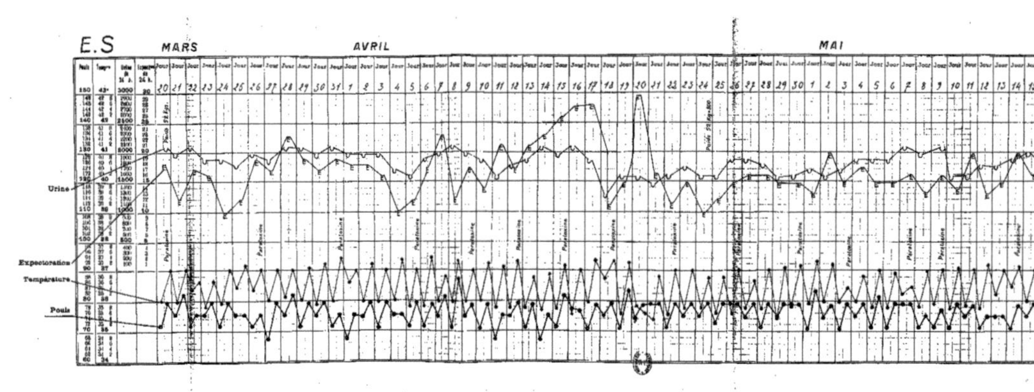

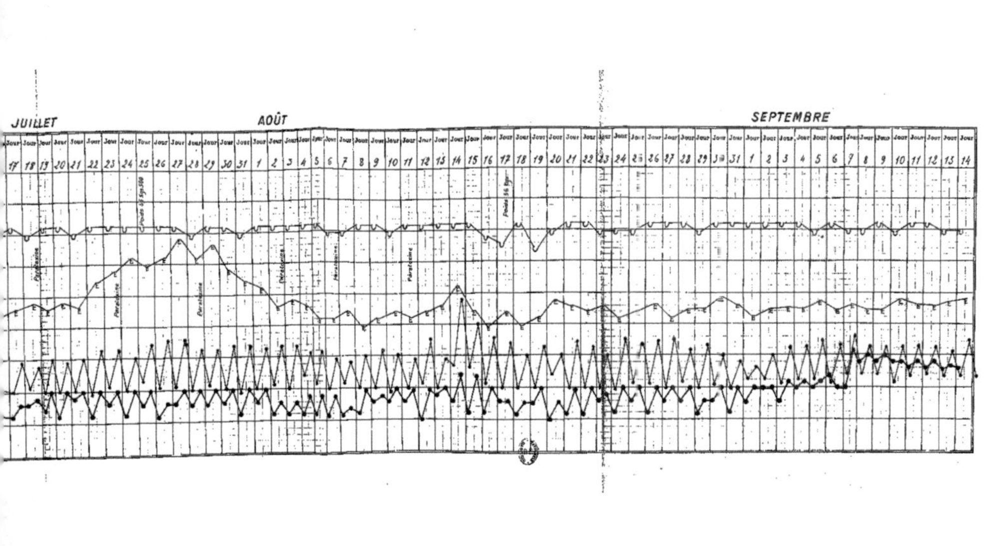

JUILLET
AOÛT
SEPTEMBRE
Jour
17 18 19 20 21 22 23 24 25 26 27 28 29 30 31 1 2 3 4 5 6 7 8 9 10 11 12 13 14 15 16 17 18 19 20 21 22 23 24 25 26 27 28 29 30 31 1 2 3 4 5 6 7 8 9 10 11 12 13 14

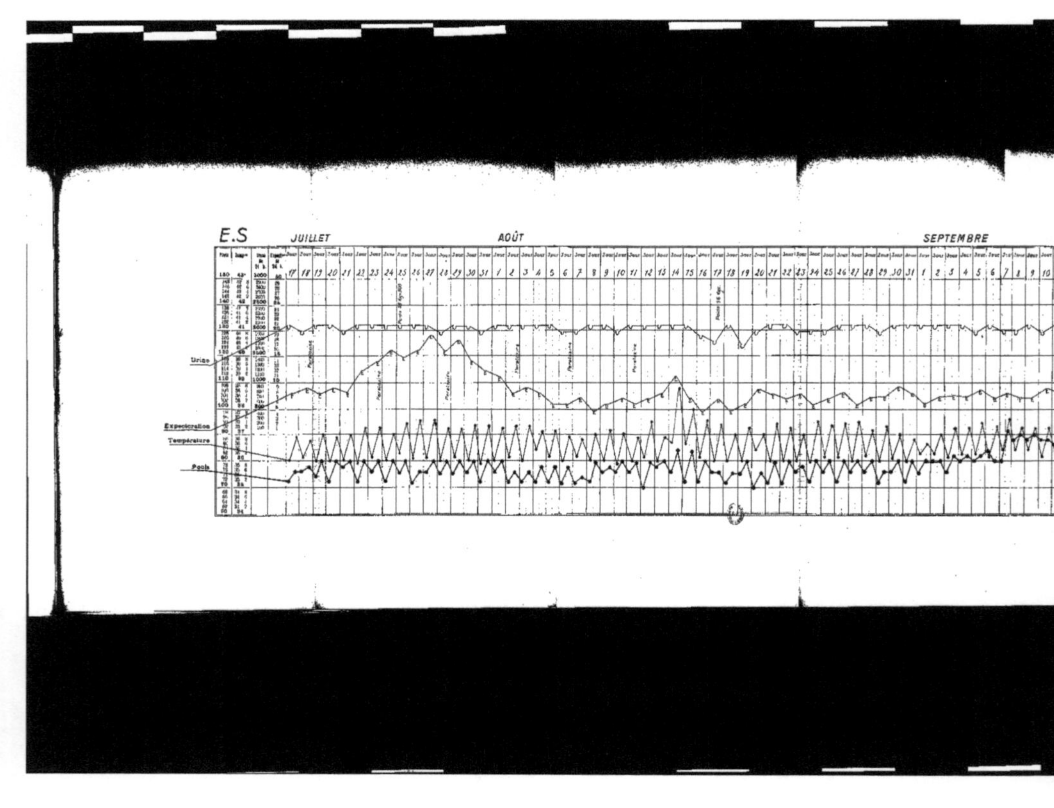

E.S
JUILLET
AOÛT
SEPTEMBRE
Urine
Expectoration
Température
Pouls

OBSERVATION V

Due à l'obligeance de M. le Prof. agrégé Mongour

V... Arnaud, 35 ans, cuisinier.

Antécédents héréditaires. — Mère morte tuberculeuse à 23 ans. Un frère mort à 15 ans de la même maladie.

Antécédents personnels. — N'a pas eu d'hémoptysies. Tousse depuis deux ans.

P. 67 kgr. Taille 1 m. 62.

Vient à notre consultation pour une pleurésie sèche de la base droite. Aux deux sommets, on constate une respiration rude et saccadée.

La première injection de Paratoxine fut administrée le 3 juin.

Le 12 août, le malade avait reçu 7 injections.

Pas de modification dans l'état local et général.

A cette époque, P. 67 kgr.

OBSERVATION VI

Due à l'obligeance de M. le Prof. agrégé Mongour.

B..., jeune fille de 19 ans.

Antécédents héréditaires. — Grand-père mort à 42 ans: tuberculeux. Un frère mort à 33 ans: tuberculeux.

Antécédents personnels. — A eu une pleurésie à 15 ans et une seconde à 16 ans. Réglée à 16 ans.

Très sujette aux bronchites.

Le 18 juillet 1908, nous notons des lésions très atténuées aux deux sommets. Légère rudesse respiratoire.

Du 18 juillet au 22 août: la malade reçut 8 injections de Paratoxine.

Avant le traitement: P. 50 kgr.

Après le traitement: P. 50 kgr.

Actuellement, 2 novembre 1909, très bien portante ; tousse de temps
en temps, mais très peu.

OBSERVATION VII

Due à l'obligeance de M. le Prof. agrégé Mongour.

C..., charron, 37 ans.

Présente une pleurésie sèche de la base gauche avec rudesse respiratoire aux deux sommets en avant et en arrière.

A 30 ans, a eu une hémoptysie. Tousse depuis 6 ans au moins.

En état d'hyperthermie depuis trois mois.

Poids: 79 kgr. Taille 1 m. 70.

La première injection de Paratoxine est faite le 27 mai 1909.

De cette date au 17 juin inclus, le malade reçoit 7 injections.

Après la dernière injection, on n'observe de modifications ni dans
l'état local, ni dans l'état général.

OBSERVATION VIII

Due à l'obligeance de M. le Prof. agrégé Mongour.

B... Ernest, 45 ans. Garçon limonadier.

Pas d'antécédents tuberculeux. Tousse depuis l'âge de 17 ans. A
eu plusieurs hémoptysies dont la première remonte en octobre 1899.

Ce malade réalise le type de tuberculose pulmonaire à marche
lente, de tuberculose fibreuse.

La première injection est donnée le 22 juillet 1908.

A cette époque, P. 57 kgr. 500.

Du 22 juillet au 7 octobre, le malade a reçu 8 injections. Pas de modifications locale ou générale.

En résumé: Pas d'aggravation, mais pas d'amélioration.

OBSERVATION IX

Due à l'obligeance de M. le Professeur agrégé Mongour.

B... William, 19 ans, serrurier.

Pas d'antécédents tuberculeux.

Première hémoptysie: 4 mars 1908. Depuis, plusieurs autres hémoptysies moins importantes. Sujet aux bronchites depuis plusieurs mois.

Vu le 25 mars 1908. P. 60 kgr. Taille 1 m. 65.

A cette date, on notait: En avant: submatité et rudesse respiratoire aux deux sommets.

En arrière: Obscurité respiratoire. Quelques sibilances.

Première injection de Paratoxine: 6 mai 1908.

Du 6 mai au 5 août: 14 injections de Paratoxine, plus un traitement interne: Après la dernière injection, le malade toussait peu et pesait 57 kgr.

Tout traitement est suspendu du 5 août au 4 novembre 1908. A la fin de cette période de repos, le malade est revu, il ne tousse plus et pèse 59 kgr.

Les signes stéthoscopiques n'ont pas changé.

OBSERVATION X

Due à l'obligeance de M. le Prof. agrégé Mongour.

B... Esther, 38 ans, femme de chambre.

Antécédents héréditaires. — Mère morte tuberculeuse à 37 ans.

Antécédents personnels. — Mariée à 34 ans. Deux grossesses. Première hémoptysie en mars 1908. Tousse depuis cinq mois.

Vue la première fois le 29 avril 1908. A ce moment, les lésions pulmonaires se manifestent par des modifications respiratoires du timbre. Respiration un peu rude et saccadée au sommet. Quelques sibilances en avant et en arrière.

P. 47 kgr. 500.

Du 6 mai au 12 août 1908, la malade reçoit 12 injections de paratoxine et suit un traitement interne.

Peu de modifications à signaler après, ni dans un sens ni dans un autre.

Du 12 août au 14 novembre on supprime tout traitement. A la fin de cette période de repos, la malade tousse moins et pèse 48 kgr.

OBSERVATION XI

Due à l'obligeance de M. le Prof. agrégé Mongour.

Dame O..., 29 ans.

Pas d'antécédents héréditaires tuberculeux.

Antécédents personnels. — Première hémoptysie à 19 ans. Elle était très sujette aux bronchites qui se sont souvent répétées depuis l'âge de 11 ans.

Mariée à 18 ans, elle eut deux grossesses.

Elle fut examinée pour la première fois le 5 octobre 1907.

A cette époque: Le poids était de 47 kgr. 500.

La température était normale. Le pouls, à 104.

Examen de l'appareil respiratoire. — En avant. A gauche: Rudesse respiratoire et submatité au sommet.

A droite: Respiration rude au sommet. Quelques sibilances. En arrière. A gauche: Rien à signaler.

A droite: rudesse très légère.

En résumé, tuberculose très bénigne et prise à l'origine.

Mise en traitement par la Paratoxine pour la première fois le 11 juin 1908, elle reçut en tout jusqu'au 1er décembre 1908, onze injections.

Le poids était alors de 46 kgr. 500.

En somme, la médication ne paraît pas avoir eu d'efficacité notable.

Cette malade quitte Bordeaux le 4 janvier 1909. On supprime la Paratoxine et ordonne seulement de la liqueur de Fowler.

Revue le 2 novembre 1909, elle tousse très peu. Rien au sommet, à part quelques râles muqueux.

P. 50 kgr.

OBSERVATION XII (Inédit)

Due à l'obligeance de M. le Prof. agrégé Sabrazès.

D... 15 ans.

Antécédents héréditaires. — Le père et le frère sont atteints d'albuminurie intermittente que la malade a présentée elle-même.

Une cousine est morte de tuberculose pulmonaire généralisée.

Antécédents personnels. — Il y a 5 ans, Mademoiselle D... fut prise de fièvre continue pendant quatre mois. A cette époque, quelques modifications se produisirent dans le sommet du poumon droit: on releva de la submatité et de la rudesse respiratoire.

En 1905 et en 1908, la jeune fille eut des troubles intestinaux se manifestant par une constipation opiniâtre, de l'inappétence et une poussée fébrile fugace. On administra de l'arrhénal qui produisit un assez bon effet.

En 1908, elle accompagna à La Bourboule, un frère de 21 ans présentant des signes de tuberculose. En octobre de la même année, on relève une poussée fébrile avec diarrhée. De plus, on constate la présence de ganglions cervicaux dans la région latérale droite. Quinze jours après, il y eut envahissement de la région sous-mastoïdienne par les ganglions qui se propagèrent ensuite le long du bord du sterno-cléido-mastoïdien gauche.

Le 20 décembre, la malade fut atteinte d'une pyrexie grippale avec angine pultacée. Depuis lors, la fièvre et la toux persistent et l'amaigrissement progresse. Les signes stéthoscopiques pulmonaires sont les mêmes qu'il y a cinq ans.

On fait alors le diagnostic de tuberculose.

On conseille l'aérothérapie et les arsenicaux. Peu à peu, la malade engraisse, l'appétit et les selles se régularisent, mais on constate depuis quelque temps une élévation de température vespérale qui se maintient pendant longtemps.

Examinée le 4 janvier 1909, l'enfant est représentée comme ayant toujours été très délicate dans son passé. On note une rougeole suivie de lymphatisme, disent les parents, A l'époque de cet examen, la température moyenne est de 37° le matin et 38° le soir. Tous les jours elle ressent des frissons. Elle a 2 centigr. d'albumine dans l'urine et se plaint de fréquentes céphalalgies.

On constate la présence de gros ganglions disséminés dans la région cervicale.

Au mois de décembre dernier, le poids était de 46 kgr. A l'auscultation, on trouve de la rudesse respiratoire aux deux sommets.

Au début de mai 1909, la malade ayant des poussées fébriles constantes et son état ne s'améliorant guère, son médecin l'envoie à Arcachon. Là, les ganglions sous-mastoïdiens diminuent peu à peu. La toux devient moindre. Comme traitement, la fillette prenait tous les jours et supportait très bien cinq pilules de cholestérine (Lipochol Byla) et du jus de viande; elle s'était soumise à la cure d'air.

Pendant les trois mois qu'elle resta à Arcachon, la fièvre tomba. L'ingestion d'eau de mer ne modifia pas son appétit. Examinée après cette cure, on constate une augmentation de poids de 2 kilogr. sous l'influence du traitement. Les ganglions ont rétrocédé.

OBSERVATION XIII (Inédite).

Résumé d'une observation due à l'obligeance de M. le Prof. agrégé Sabrazès.

S..., 35 ans.

Antécédents héréditaires. — Père asthmatique et bronchitique.

Le malade a perdu une sœur, âgée de 24 ans, de tuberculose pulmonaire.

Antécédents personnels. — A l'âge de 6 à 7 ans, il a eu une pleurésie gauche et a toujours été sujet aux rhumes. Il tousse depuis l'âge de huit ans et a eu des hémoptysies parfois très abondantes.

En janvier 1909, le malade est considérablement amaigri, toussant et crachant beaucoup. Antérieurement, il avait été traité par la solution creosotée l'autauberge et n'avait pu supporter l'huile de foie de morue.

Il se plaint d'essoufflement sous l'influence du froid ; il transpire très facilement.

L'examen montre une lésion du lobe supérieur du poumon gauche. La respiration y est soufflante et s'accompagne de craquements humides. De nombreux bacilles de Koch sont en association avec des microbes variés dans les crachats.

On institue alors un traitement par la cholestérine, tantôt en émulsion, (2 cuillerées à soupe par jour), tantôt en pilules (4 par jour) (Lipochol-Byla).

Peu à peu on remarque une certaine amélioration. En mai 1909, le malade va mieux; il a repris un travail manuel assez pénible. L'expectoration est beaucoup moins abondante. A noter aussi une augmentation très notable du poids. Quoique ayant la voix voilée, on ne trouve pas de lésion tuberculeuse des cordes vocales (laryngite catarrhale).

Pendant les mois de juin, juillet et août, on institue un traitement par la Paratoxine qui est très bien supporté. L'amélioration s'est maintenue.

A l'auscultation, on constate une induration prédominant au côté gauche.

OBSERVATION XIV (Inédite).

Due à l'obligeance de M. le Prof. agrégé Sabrazès.

O..., 20 ans Engagé volontaire dans un régiment colonial, réformé peu après son arrivée au régiment.

Antécédents héréditaires. — Pas d'antécédents tuberculeux.

Antécédents personnels. — En bas-âge, a eu la rougeole. A 6 ans, le malade a été atteint du croup et traité par les injections de sérum.

En novembre 1908, il eut un rhume qui dura assez longtemps. Au régiment, on constata des lésions pulmonaires au sommet gauche, et on le réforma. Pendant le peu de temps qu'il fut au régiment, il abusa de l'absinthe et de l'alcool et fut très fatigué par les exercices militaires.

Dès 1906, il avait abusé des sports et chaque été il maigrissait d'une façon assez notable. L'hygiène alimentaire laissait à désirer aussi bien chez lui qu'au régiment. Lorsqu'il revint dans ses foyers, il pesait 57 kilogr. pour une taille moyenne. La toux s'accompagnait de raucité de la voix.

Examiné le 11 mars 1909, on constatait alors une lésion du sommet gauche: Submatité, avec signes de ramollissement (souffle et craquements humides); l'expiration était prolongée.

Au sommet droit, il y avait de la rudesse respiratoire.

L'expectoration ramenait des crachats nummulaires abondants, contenant des bacilles de Koch en assez grande quantité et peu de microbes associés.

Le traitement suivant est alors conseillé: repos, suralimentation, ingestion d'arrhénal et révulsion des deux sommets par les pointes de feu.

L'état général se relève. Le poids augmente et monte à 66 kgr. L'appétit est excellent, mais les lésions du sommet gauche ont une tendance extensive. Quant au sommet droit, il présente aussi des signes de ramollissement. On institue alors le traitement par la Paratoxine en supprimant l'arrhénal (deux injections de Paratoxine par semaine). Après un mois et demi de traitement, l'état général et surtout l'état pulmonaire se sont très heureusement modifiés au sommet gauche. En avant et en arrière, on trouve toujours des craquements humides, mais sans caractère de ramollissement caverneux. Il y a plutôt rétrocession des phénomènes pathologiques surtout dans la fosse sus-épineuse.

Le côté droit s'est sensiblement amendé.

Les forces sont revenues, l'appétit est excellent, La température est redevenue normale. L'oppression est moins grande.

Le 6 octobre, le traitement par la Paratoxine se continue. Le malade se trouve bien, ne tousse et ne crache plus.

Son poids est de 72 kgr. La transpiration a cessé et le malade recommence à travailler.

En novembre, on constate une submatité très accusée à gauche, la respiration y est rude et les râles ont disparu.

Au début du traitement: P. 59 kgr. 500.

Un mois après: P. 63 kgr.

Deux mois après: P. 66 kgr.

Quatre mois après: P. 68 kgr.

Poids actuel: 72 kgr.

OBSERVATION XV

Due à l'obligeance de M. le Prof. agrégé Mongour.

G. M..., 24 ans.

Antécédents héréditaires. — Un frère mort en 1883 à l'âge de quinze mois de méningite tuberculeuse.

Un oncle mort à 48 ans de tuberculose.

Cette jeune fille tousse depuis juin 1908. Elle n'a jamais craché de sang.

En octobre 1908, elle s'en fut voir son médecin qui lui conseilla les injections de Paratoxine. Depuis cette date jusqu'en mars 1909, elle reçut trente injections et absorba en outre de la paratoxine par la voie gastrique.

Malgré ce traitement, les troubles fonctionnels s'aggravèrent et la malade se soumit à un examen le 21 mars 1909.

A cette date, on constatait en avant, à droite : une tuberculose infiltrée du deuxième degré. A gauche, une tuberculose infiltrée plus avancée.

En arrière, les signes stéthoscopiques étaient les mêmes, mais plus intenses

Pouls, 132. Poids, 48 kgr.

En somme, malgré le traitement par la Paratoxine, cette jeune fille avait fait une phtisie à marche aiguë.

Ultérieurement, traitée par la tuberculine T. G., elle n'en retira pas plus de profit et décéda fin octobre 1909.

OBSERVATION XVI

Due à M. Augistrou, Interne du service du Dr Auché.

O. M..., 14 ans. Entrée à l'hôpital des Enfants le 15 juin 1908. P. 27 kgr. 400.

Se présente à l'hôpital parce qu'elle tousse. Depuis le mois d'avril, la fillette a maigri rapidement. Peu à peu la toux devient plus fréquente, surtout la nuit, provoquant parfois des vomissements après les repas. Sommeil agité. Insomnies fréquentes. Sueurs nocturnes assez abondantes.

L'appétit est conservé jusqu'à maintenant, mais les digestions sont pénibles.

Fièvre vespérale chaque jour.

Antécédents héréditaires. — Grand'mère maternelle morte paralysée à 74 ans.

Grand-père alcoolique.

Mère morte à 26 ans, vingt jours après la naissance de la petite malade, d'une péritonite aiguë.

Le père, qui a 48 ans, est manœuvre et se porte bien.

Antécédents personnels. — Fillette née à terme. A été placée à là campagne par les soins de l'Assistance publique. Pas de renseignements sur les dix-huit premiers mois. Reprise par le père à cette époque, était en bon état. A 3 ans, forte bronchite. Depuis, a toujours toussé et a été très délicate.

Examen. — Appareil respiratoire: toux fréquente. Expectoration abondante muco-purulente.

L'examen microscopique montre la présence de quelques bacilles de Koch

Douleur vague et légère dans le côté gauche. Dyspnée assez intense.

En avant: côté droit: sonorité normale partout. Vibrations normales. Expiration prolongée. A l'auscultation: ni râles, ni craquements.

Côté gauche: Submatité légère au niveau des deux premiers espaces intercostaux. Quelques craquements après les quintes de toux.

En arrière, côté droit: Rien de particulier, si ce n'est que l'expiration est prolongée.

Côté gauche : Submatité légère dans la région sus-épineuse. A l'auscultation· respiration rude dans la région sus-épineuse. Expiration prolongée:

App. circulatoire: Rien à signaler.

App. digestif: Appétit à peu près conservé.

Na pas eu de vomissements depuis l'entrée à l'hôpital. Tendance à la constipation.

A noter: Nombreux ganglions dans la région latérale du cou, surtout à gauche, où ils sont un peu plus volumineux.

Dans la région axillaire: ganglions plus gros à gauche qu'à droite.

De 27 kg 400 au jour de l'entrée, le poids augmente et est de 27 kg. 600 le 23 juin; de 28 kg le 30 juin.

Comme traitement: Suralimentation et arséniate de soude.

Le 2 juillet on commence les injections de paratoxine; une injection de 1 cc alternant avec l'absorption d'une pilule correspondant à 1 cc de paratoxine.

Le 18 août: toux moins fréquente. Expectoration muco-purulente moins abondante. Diminution de la dyspnée.

Examen de l'app. respiratoire: En avant à gauche: Submatité dans toute la région. Persistance de l'aire de Traube. Diminution des vibrations dans la région sus-claviculaire. A l'auscultation: respiration légèrement soufflante, râles caverneux, dans la région sus-claviculaire. Au-dessous, râles muqueux nombreux.

A droite: Rien à signaler.

En arrière: à gauche: Submatité dans la région sus-épineuse. Sonorité normale au-dessous.

A l'auscultation: rudesse respiratoire dans la région sus-épineuse. Craquements humides. Vers la base quelques frottements.

A droite. Rien à signaler.

5 janvier 1909: Toux un peu plus fréquente. Expectoration comme au 18 août. Pas de dyspnée. Bacilles de Koch peu nombreux dans les crachats.

Examen de l'app. respiratoire: En avant à gauche: Submatité jusqu'au niveau de la troisième côte. Vibrations un peu augmentées. A l'auscultation: inspiration rude, expiration prolongée dans la fosse sous-claviculaire. Craquements humides dans la respiration normale plus nombreux après la toux. Ils s'entendent jusque vers la troisième côte.

A droite. Expiration légèrement prolongée dans la région sous-claviculaire.

En arrière: à gauche: Submatité dans la région sus-épineuse. A l'auscultation: respiration soufflante, expiration prolongée. Craquements humides, nombreux dans la région sus-épineuse, moins nombreux dans la fosse sous-épineuse, ne s'entendent plus au-dessous de l'angle de l'omoplate.

A droite. sonorité normale. Vibrations thoraciques non perçues. A l'auscultation quelques craquements après la toux.

Le 3 octobre 1909: La toux et l'expectoration n'ont ni diminué, ni augmenté.

L'examen de l'appareil respiratoire ne révèle aucune modification. Même état qu'au 5 janvier.

L'état général est bon.

Du 15 juin au 16 juillet 1908 :
La T. a oscillé entre 36o8 et 37o8.
P. : 27 kgr. 400.
(N'a pas eu de paratoxine).

Du 16 juillet au 17 septembre :
On commence les injections de Paratoxine (1 cc. tous les deux jours).
La T. a oscillé entre 37o et 38o.
P. : 28 kgr.

Du 17 septembre au 19 décembre :
On a cessé la Paratoxine le 16 octobre pour la reprendre le 27 novembre.
La T. a oscillé entre 37o et 37o8.
P. : 28 kgr.

Du 19 décembre au 18 janvier 1909 :
La T. a oscillé entre 37o et 37o3.
P. : 29 kgr. 300.

Du 19 janvier au 22 avril :
La T. a oscillé entre 37o3 et 38o8.
P. : 28 kgr. 900.

Du 22 avril au 22 mai :
La T. a oscillé entre 37o4 et 38o3.
P. : 28 kgr. 400.
(On cesse la Paratoxine).

Du 22 mai au 24 juillet :
La T. a oscillé entre 37o8 et 39o pendant quelques jours, puis descend vers 37o8.
P. : 28 kgr. 500.

Du 25 juillet au mois d'octobre :
(On a administré du cacodylate de soude en injections).
La T. a oscillé entre 36o8 et 37o6.
P. : monté progressivement à 30 kgr. 700.

OBSERVATION XVII (Inédite)

Due à l'extrême bienveillance de M. le Prof. Lemoine.

Marcelin L...., 26 ans, Corroyeur. P. 62 kilogs.

Pas d'antécédents héréditaires ni personnels. Tousse l'hiver, depuis trois ans environ; crache un peu; éprouve des points de côté; dort mal; sue un peu la nuit; a souvent dans la soirée des « sensations de froid »; pendant l'été son état s'améliore. Le malade ne conserve plus qu'un peu de toux. Depuis trois mois, la toux est devenue opiniâtre, douloureuse, fréquente aussi bien le jour que la nuit; Les crachats sont abondants et quelquefois striés de sang. La respiration est difficile; les forces et l'appétit ont notablement diminué; des sueurs abondantes se montrent pendant la nuit. Le malade déclare avoir maigri de 10 kilogs.

Le 28 juillet 1908 : Nous avons constaté un état général mauvais.

En avant, à droite: Vibrations exagérées. Inspiration rude, expiration prolongée. Craquements fins sur les trois premiers espaces intercostaux.

A gauche: Matité. Vibrations exagérées. Inspiration et expiration soufflantes. Craquements humides (sur une zone grande comme une paume de main) et autour, nombreux craquements fins occupant la moitié supérieure du poumon.

En arrière, à droite: submatité, inspiration rude, expiration prolongée dans la fosse sus-épineuse.

A gauche : Dans les fosses sus et sous-épineuses, matité. Inspiration rude, expiration soufflante, craquements humides et craquements fins.

Expectoration muco-purulente abondante renfermant 5 à 6 bacilles par champ microscopique.

Ophtalmo-réaction positive.

Le malade est soumis d'emblée à une forte dose de Paratoxine: 3 injections de 3 cc. par semaine.

Dès les premières injections, l'oppression et la dépression diminuent. La lésion de gauche prend une allure moins aiguë. Le souffle diminue, ainsi que les craquements. Les autres signes persistent sans aucune modification.

Le 11 août: Le poumon droit est dans un état stationnaire.

A gauche: on trouve en avant: Matité, vibrations exagérées; inspiration rude, expiration prolongée; craquements humides (sur une zone de même étendue que précédemment) et craquements fins: le tout occupant la moitié supérieure du poumon.

Le 25 août: l'oppression est moins accusée. La toux moins fréquente. Les crachats moins abondants et sans aucune striation sanguine. En outre ces derniers perdent de leur aspect purulent pour devenir muqueux. Ils renferment encore 2 à 3 bacilles par champ microscopique.

L'état local est stationnaire.

Le 11 sept.: L'état général s'améliore franchement. L'état fonctionnel est toujours relativement bon.

On note:

En avant, à droite: vibrations exagérées, inspiration rude, expiration prolongée sur deux espaces, sans aucun craquement.

A gauche: Submatité: Vibrations exagérées. Inspiration rude, expiration soufflante, Diminution très appréciable des craquements fins; persistance des craquements humides.

En arrière, à droite: Submatité, inspiration rude, expiration normale.

A gauche: Dans les fosses sus et sous-épineuses: Submatité. Inspiration rude, expiration prolongée, rares craquements fins, sans aucun craquement humide.

On diminue la dose de Paratoxine.

Le 29 sept.: Etat général bon. L'appétit revient. Dépression presque nulle. Le malade reste de nombreuses heures sans tousser, ne conservant que quelques quintes, surtout le matin. Il n'est plus oppressé, n'a plus de douleurs, ne sue presque plus la nuit, sauf au moment des quintes de toux.

On note à droite: Rien d'anormal, sauf une inspiration un peu rude et un peu de submatité.

A gauche. Les craquements humides ont complètement disparu en avant; les craquements fins s'entendent encore en avant; mais ont disparu en arrière.

. L'inspiration reste rude, l'expiration prolongée. La matité a disparu et les vibrations sont à peine exagérées.

Le 16 octobre: L'état général est excellent. La force et l'appétit sont revenus.

Le poumon droit est dans le même état.

A gauche. Les craquements fins deviennent très rares en avant.

L'expectoration muco-purulente renferme 1 ou 2 bacilles par champ microscopique.

Le 3 novembre: Etat général bon.

Les craquements ont complètement disparu, mais les bacilles persistent dans les crachats.

Le 27 novembre: Etat local stationnaire.

Le 18 décembre: Le malade mange régulièrement, ses forces sont bonnes. Il a repris son travail. Son sommeil est bon, sans aucune sueur. Il ne tousse et crache presque plus sauf le matin.

L'expectoration ne renferme plus de bacilles.

A l'examen, on note: A droite: rien d'anormal. — A gauche: Disparition des craquements. Inspiration rude et expiration prolongée en avant au niveau des 2e et 3e espaces intercostaux; en arrière, tout est normal.

Le 12 janvier 1909, l'état fonctionnel est excellent; l'état physique aussi bon que précédemment. On cesse les injections de paratoxine.

Le 26 février: Etat fonctionnel très bon. Quelques secousses de toux avec quelques crachats spumeux.

Le matin, pas d'oppression, ni de points de côté.

Le poumon droit est normal.

Le poumon gauche ne présente qu'une inspiration rude et une expiration prolongée en avant

Aucun bacille dans les crachats.

Le 27 avril, le malade est toujours dans le même état.

28 juillet 1908 :
   T. : 39°6.
   Pouls : 98.
   P. : 62 kgs.

11 août :
   T. : 39°.
   Pouls : 92.
   P. : 60 kgs. 750.

11 septembre :
   T. : 38°2.
   Pouls : 84.
   P. : 61 kgs 500.

29 septembre :
   T. : 37°8.
   Pouls : 80.
   P. : 62 kgs.

16 octobre :
   T. : 37°1.
   P. : 63 kgs 500.
   Pouls : 80.

3 novembre :
   T. : 37°.
   Pouls : 78.
   P. : 65 kgs.

27 novembre :
   T. : 37°2.
   Pouls : 82.
   P. : 65 kgs 750.

18 décembre :
   T. : 37°.
   Pouls : 80.
   P. : 67 kgs 250.

26 février :
   T. : 36°8.
   Pouls : 76.
   P. : 69 kgs 250.

OBSERVATION XVIII (Inédite)

Due à l'extrême bienveillance de M. le Prof. Lemoine.

Eugénie B..., 42 ans, ménagère, P. 37 kgr. 750.

Pas d'antécédents.

S'enrhume facilement depuis une dizaine d'années et tousse continuellement depuis deux ans. Elle crache beaucoup, a eu une dizaine d'hémoptysies, dont quelques-unes assez graves. Elle est souvent oppressée, a beaucoup maigri, ses forces ont diminué, son sommeil est mauvais à cause des sueurs nocturnes abondantes et fréquentes.

Le 19 juin 1908, nous constatons : En avant, à droite, Matité. Vibrations normales. Inspiration rude, expiration prolongée. Craquements humides dans le tiers supérieur.

A gauche : Inspiration rude, expiration prolongée, craquements fins sur les deux premiers espaces intercostaux. En arrière: à droite: Matité, vibrations exagérées, inspiration rude, expiration prolongée. Craquements humides dans les fosses sus et sous-épineuses.

Expectoration abondante, purulente, renfermant 2 à 6 bacilles par champ microscopique.

La malade est soumise aux injections sous-cutanées de paratoxine à la dose de 2 cc., deux fois par semaine.

Le 8 juillet, la malade est très oppressée, elle tousse davantage. L'état local est stationnaire. Le poids a légèrement baissé.

Les injections ayant provoqué des indurations assez douloureuses, on les suspend pendant un certain temps.

Le 21 août, état local stationnaire.

Le 10 octobre, l'état fonctionnel ne s'est guère amélioré. La malade tousse beaucoup, l'expectoration est toujours aussi abondante et renferme de nombreux bacilles (on en compte jusqu'à 10 par champ).

Les craquements ont augmenté des deux côtés, surtout à gauche où ils prennent presque un timbre humide. Les indurations étant disparues, on reprend les injections de paratoxine.

Le 6 novembre, amélioration de l'appétit et des forces. Diminution de la toux, de l'oppression et de l'expectoration.

En avant, à droite: Les craquements diminuent, les autres signes persistent.

En arrière, à gauche : Disparition des craquements.

A droite, état stationnaire.

Le 11 décembre, l'appétit est bon et régulier. Les forces meilleures, l'oppression moins accusée, les sueurs nocturnes très rares. La malade accuse en outre une diminution très appréciable de la toux et de l'expectoration. Cette dernière prend un aspect muco-purulent et renferme moins de bacilles que précédemment.

Deux à quatre par champ microscopique.

A l'examen, on note: en avant, à droite: inspiration rude, expiration prolongée.

A gauche: inspiration rude, expiration prolongée, quelques rares craquements fins.

En arrière, à droite: Matité, inspiration rude, expiration prolongée.

A gauche, rien d'anormal.

Le 5 janvier 1909: L'état général est bon. L'état local reste stationnaire. Les crachats ne renferment plus de bacilles.

Le 5 février: L'état général est bon. A l'examen, on ne trouve plus qu'un peu de submatité, de l'expiration prolongée en arrière et à droite dans la fosse sus-épineuse.

On cesse le traitement.

Le 27 avril, ne sue plus la nuit, mange et digère bien. Ne tousse et crache que très peu; n'est guère oppressée. L'examen du poumon est toujours aussi satisfaisant.

19 juin 1908:
    T.: 38°9.
    Pouls: 116.
    P.: 37 kgs 750.

5 juillet:
    T.: 39°.
    Pouls: 120.
    P.: 37 kgs.

21 août:
    T.: 38°7.
    Pouls: 110.
    P.: 37 kgs 500.

6 novembre:
    T.: 38°4.
    Pouls: 98.
    P.: 38 kgs 750.

11 décembre:
    T.: 38°.
    Pouls: 96.
    P.: 38 kgs 500.

5 janvier 1909:
    T.: 37°5.
    Pouls: 96.
    P.: 39 kgs 750.

5 février:
    T.: 37°.
    Pouls: 96.
    P.: 41 kgs.

OBSERVATION XIX (Inédite).

Due à l'extrême bienveillance de M. le Prof. Lemoine.

Florent D..., 40 ans, maréchal-ferrant, P. 67 kgr.

Antécédents héréditaires. — Père mort d'accident. Mère morte à 35 ans, poitrinaire?? d'après le malade.

Cinq frères et sœurs morts de différentes maladies pendant l'enfance.

Antécédents personnels. — D... a eu la coqueluche à 5 ans; a fait de nombreux rhumes pendant l'hiver. Il a été soldat; sa facilité de s'enrhumer semble s'être amendée jusqu'à trente ans, puis a repris avec une nouvelle intensité, exposant le malade à tousser aussi bien l'été que l'hiver.

Histoire de la maladie. — En 1904, D... fait une « pneumonie », il reste alité pendant trois semaines, avec de la fièvre, de l'oppression, de la toux, des crachats abondants, collants, de coloration foncée. Il reste convalescent pendant deux mois environ, toussant et crachant encore, puis reprend son travail.

L'état général revient peu à peu, et un an après sa maladie, D... n'avait conservé que sa tendance à tousser. En 1907, l'état général s'altère, l'appétit devient capricieux, les forces irrégulières, la toux augmente et s'accompagne souvent de crachats. L'haleine devient moins bonne, ce qui oblige D.., à interrompre de temps en temps son travail; des douleurs thoraciques apparaissent.

Le malade se rend compte de son amaigrissement et nous déclare avoir perdu 5 kgr. en 1907.

Examen le 24 janvier 1908: L'appétit est mauvais, les forces nulles; les douleurs thoraciques fréquentes et tenaces; l'oppression assez vive pour empêcher le travail; la toux fréquente, diurne et nocturne, accompagnée de crachats épais.

Appareil respiratoire. — En avant, à droite: Matité, vibrations exagérées. Inspiration rude, expiration prolongée. Craquements nombreux et râles sous-crépitants dans les trois premiers espaces intercostaux.

A gauche. Submatité, vibrations exagérées, inspiration rude, expiration normale, sans bruits surajoutés.

En arrière, à droite: Mêmes signes qu'en avant dans la fosse sus-épineuse.

A gauche: comme en avant, mais avec des craquements dans les fosses sus et sous-épineuses. Expectoration muco-purulente abondante, renfermant de nombreux bacilles de Koch (4 à 8 par champ microscopique). Le malade refuse de se soumettre à l'ophtalmo-réaction; on le soumet aux injections de paratoxine à la dose de 2 cc., 2 fois par semaine.

Le 21 février, on constate une accentuation de la maladie. Le poids a diminué; la température est plus élevée. L'état général et fonctionnel est aussi mauvais que le mois précédent. Augmentation des craquements et des râles sous-crépitants à droite.

Etat stationnaire à gauche.

La dose de paratoxine est portée à 3 cc. par injection, et les injections sont faites trois fois par semaine.

Le 20 mars, le poids n'a pas décru. L'état général est un peu moins mauvais, les forces et l'appétit revenant un peu; mais les autres symptômes persistent aussi intenses.

Les signes physiques restent stationnaires à l'examen du poumon.

Le 28 avril, l'état général continue à s'améliorer, les sueurs nocturnes diminuent de fréquence et d'intensité; la toux et l'oppression sont moins fortes; l'expectoration moins abondante ne renferme plus que 2 ou 3 bacilles par champ microscopique. A l'examen, on note une diminution des râles sous-crépitants et des craquements à droite. Tous les autres signes persistent avec la même intensité.

Le 22 mai, l'appétit et les digestions se régularisent, les forces sont plus accusées; la toux, l'oppression et l'expectoration diminuent franchement; les sueurs nocturnes ne se reproduisent plus qu'une fois ou deux la semaine.

A l'examen, on note: En avant, à droite: disparition des râles sous-crépitants et diminution des craquements. Les autres signes ne présentent aucun changement.

A gauche: Etat stationnaire.

En arrière, à droite: Mêmes modifications qu'en avant.

A gauche: disparition des craquements et persistance des autres signes.

Le 18 juin, amélioration importante de l'état général, disparition des sueurs, diminution considérable de la toux et de l'oppression.

A l'examen du poumon, on constate la disparition des craquements à droite, tandis qu'à gauche, il ne reste plus qu'un peu de submatité et une légère exagération des vibrations.

L'expectoration se réduit à quelques crachats matinaux, d'aspect muco-purulent ou spumeux, ne renfermant qu'un ou deux bacilles par champ microscopique.

Le 24 juillet, l'état général est excellent. Le malade a repris couramment ses occupations; il ne tousse et ne crache presque plus et ne ressent plus aucune douleur dans la poitrine.

L'expectoration ne renferme plus de bacilles, même après homogénéisation et centrifugation.

Le côté gauche ne présente plus aucune anomalie à l'examen physique. Le côté droit présente encore un peu de submatité et un peu d'exagération des vibrations en avant sur deux espaces intercostaux, en arrière, dans la fosse sus-épineuse.

Les injections de paratoxine sont alors ramenées à la dose de 2 cc. et faites deux fois par semaine.

Le 25 août, l'état général est encore meilleur. Le malade continue son travail sans interruption.

L'état physique ne bouge pas, on cesse le traitement le 27 octobre. D... est toujours dans le même état.

Le 22 décembre, l'état de D... est toujours aussi bon.

24 janvier 1908 :
 T.: 39o2.
 Pouls : 108.
 P.: 67 kgs.

21 février :
 T.: 39o8.
 Pouls : 112.
 P.: 65 kgs 750

20 mars :
 T.: 39o4.
 Pouls : 116.
 P.: 65 kgs 750.

28 avril :
 T.: 38o8.
 Pouls : 96.
 P.: 66 kgs 500.

22 mai :
 T.: 38o2.
 Pouls : 88.
 P.: 67 kgs 750.

18 juin :
 T.: 37o9.
 Pouls : 84.
 P.: 68 kgs 750.

24 juillet :
 T.: 37o.
 Pouls : 78.
 P.: 70 kgs.

25 août :
 T.: 36o8.
 Pouls : 80.
 P.: 70 kgs 750.

OBSERVATION XX (Inédite).

Due à l'obligeance de M. le Prof. agrégé Sabrazès dans le service duquel la malade a été traitée.

M. E..., 31 ans, Garde-malade. Entrée à l'hôpital le 20 novembre 1908. P. 58 kgr.

La malade se sent fatiguée depuis trois mois, à la suite d'un voyage, au cours duquel elle a perdu progressivement le sommeil et l'appétit. A ce moment-là, elle ne toussait ni ne crachait, mais souffrait simplement de la tête et ressentait une grande lassitude.

Revenue à Bordeaux, elle a voulu reprendre son service mais n'a pu le continuer longtemps. Après avoir pris quelques jours de repos le malade ne trouve aucune amélioration dans son état général. A quelque temps de là, survint une toux sèche, quinteuse, qui, au début, ne ramenait aucune expectoration.

La température se maintenait à 38°5. La malade dut s'aliter et garder la chambre durant trente jours pendant lesquels apparurent quelques troubles gastro-intestinaux (selles glaireuses). Au bout de ce temps, vers la mi-octobre, se croyant guérie, elle partit en convalescence dans sa famille. Mais, quatre jours après son arrivée, elle fut prise d'un violent mal de tête et d'une toux sèche et quinteuse, surtout pendant la nuit. A ce moment, parut une expectoration d'abord muco-purulente, puis finement striée de sang. Ces petites hémoptysies survenaient sans cause apparente, cessaient quelquefois deux jours, puis reprenaient ensuite. Elles étaient fréquemment matutinales. Ne voyant aucune amélioration se produire, elle dut rentrer à l'hôpital. Elle prétend avoir maigri de 10 kgr. depuis le début de l'affection.

Antécédents héréditaires. — Père mort subitement à 63 ans, d'une maladie de cœur.

Mère morte à 53 ans : bacillaire.

Mari mort d'actinomycose.

Antécédents personnels. — A eu de l'urticaire à 15 ans. Sa gorge a toujours été très sensible. Très souvent, des angines rouges l'obligeaient à rester au lit durant une dizaine de jours. Fréquemment, elle a eu, dit-elle, la grippe, mais pas de longue bronchite ni de pleurésie.

Examen. — Jeune femme pâle, aux pommettes roses.

Appareil respiratoire. — A l'inspection et à la palpation rien à signaler.

En avant et à droite, A la percussion, on trouve un peu de submatité dans les fosses sus et sous-épineuses et latéralement. A l'auscultation, l'inspiration est rude, entrecoupée de légers craquements fins disséminés. Pas d'égophonie, ni de pectoriloqui aphone. La voix est voilée.

A gauche, rien de particulier.

En arrière, les signes sont les mêmes qu'en avant. Des bacilles de Koch existent en assez grand nombre dans les crachats.

Appareil circulatoire. — Bruits du cœur normaux, mais faiblement frappés. Les palpitations s'accompagnent de tendances à des pseudo-syncopes névropathiques. Pouls 68, égal, régulier, de tension hyponormale.

Appareil digestif. — Appétit assez bon. Alternatives de constipation et de diarrhée. La langue est humide et un peu saburrale. L'haleine est forte. Les selles sont régulières, mais fétides.

A signaler, quelques ganglions cervicaux.

Appareil génito-urinaire: Les urines sont claires, ne contenant ni sang, ni pus, ni albumine, ni urobiline, ni glucose, ni pigments biliaires, ni acétone, La diazo-réaction est négative. L'indican et le scatol sont normaux.

Les règles sont douloureuses et régulières, sauf un retard d'un mois au début de la maladie. Les hémoptysies ont une tendance à se produire à l'époque présumée des règles ou quelques jours avant.

Le 24 novembre. Le pouls 84. Tension hyponormale. On constate, toujours du côté droit dans la fosse sus-épineuse, une respiration granuleuse. Le murmure vésiculaire est diminué dans la fosse sous-épineuse ainsi que latéralement. A signaler quelques craquements fins. La malade est mise à un régime de suralimentation. On la laisse au repos absolu dans de bonnes conditions d'aération; on lui donne un traitement récalcifiant à base de carbonate et de phosphate de chaux.

Le 30 novembre. — Etat à peu près stationnaire. Les signes stéthoscopiques ne sont pas modifiés. On constate la présence de sang dans les crachats. La température du matin est de 39°. On prescrit des badigeonnages à la teinture d'iode gaïacolée.

7 décembre: L'état général est meilleur. Les signes de congestion à droite existent toujours et le sang se montre dans les crachats.

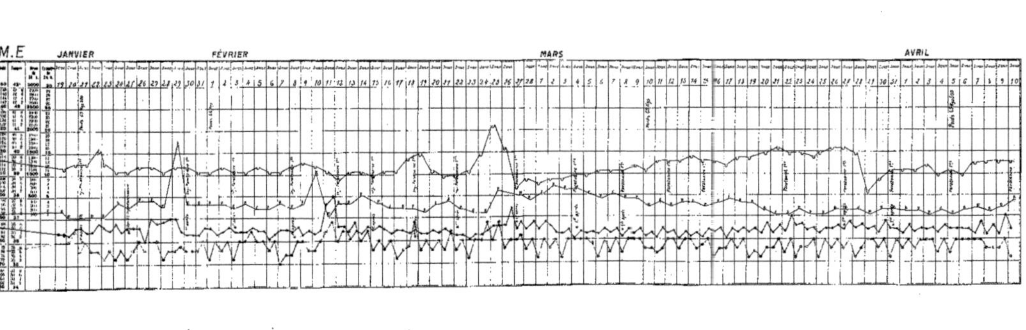
M.E
JANVIER
FÉVRIER
MARS
AVRIL

12 décembre. — A noter quelques malaises gastro-intestinaux. Il n'existe plus de sang dans les crachats.

Le 28 décembre, on commence le traitement par la paratoxine. Le lendemain de l'injection, la température qui était à 36o8 la veille, monte le soir à 37o2. On fait deux injections par semaine. Les autres fois, cette ascension thermique ne se produit pas.

Le 16 janvier 1909, l'appétit est meilleur. La malade ne se plaint de rien sauf d'un peu d'insomnie. L'expectoration est moins abondante. Elle crachait jusqu'à dix fois par jour avant. Elle tombe maintenant à 2 crachats puis même à 0; au bout de quelques jours, elle remonte à 2 ou 3. On ne trouve plus de bacilles de Koch dans les crachats.

13 février. Douleurs musculaires. On observe de petites poussées d'œdèmes multiples et transitoires, lésions analogues à l'urticaire sans prurit ni arthralgie. Elle en avait eu antérieurement de semblables. L'eau de chaux la calme, mais n'empêche pas toujours les œdèmes de se reproduire.

Les injections de paratoxine sont faites régulièrement jusqu'au 10 avril sans autre traitement, si ce n'est quelques pointes de feu à de très longs intervalles. Les expectorations se réduisent à une ou deux, exceptionnellement, 5 par jour. Les écarts entre la température du matin et du soir deviennent de plus en plus minimes: parfois 2/10 de degré.

Enfin la malade quitte le service dans un tel état d'amélioration, qu'elle a pu reprendre ses fonctions hospitalières. L'amélioration de l'état général correspondait à des modifications heureuses dans l'état des poumons.

Le 13 novembre 1909, la malade est examinée de nouveau. Quelques mois avant d'entrer dans le service elle pesait 58 kgr. A la sortie, elle pesait 65 kgr. Elle a continué à se bien porter et n'a suivi depuis lors aucun traitement. Actuellement, P. 66 kgr. 900.

Pouls, 88, égal, régulier. Tension artérielle de 120 (Oliver). Langue humide et très bonne. La malade ne tousse pas. L'examen de l'appareil respiratoire permet de constater que la sonorité est normale aux deux sommets, et qu'il y a une légère augmentation du murmure vésiculaire des deux côtés. La respiration est un peu plus forte à droite qu'à gauche, où, malgré cela, le murmure vésiculaire s'entend très bien.

La malade ne crache plus du tout. De temps en temps l'urticaire et les œdèmes transitoires que nous avions signalés ci-dessus reparaissent.

OBSERVATION XXI (personnelle).

Prise dans le service de M. le Prof. agrégé Sabrazès.

M. D..., 40 ans, marchande de légumes. Entrée à l'hôpital le 22 septembre 1908. P. 42 kgr.

Malade depuis un an; elle a dû s'arrêter, il y a six mois, par suite d'une fatigue générale. Elle toussait et crachait beaucoup. Elle aurait beaucoup maigri depuis un certain temps; elle transpire facilement la nuit ; elle se sent prise de frissons et de fièvre légère chaque après-midi.

Antécédents héréditaires. — Mère morte subitement; père inconnu.

Antécédents personnels. — Etant enfant, elle aurait eu des convulsions dues aux vers. Elle dit n'avoir jamais craché de sang. Elle a eu 13 grossesses dont 3 fausses couches. Le mari est bien portant; elle n'était pas sujette aux rhumes.

Examen. — On constate un amaigrissement extrême. On ne trouve pas de ganglions axillaires ni cervicaux. La toux est quinteuse et l'expectoration muco-purulente. Les bacilles de Koch sont nombreux dans les crachats.

Appareil respiratoire. — En avant, côté droit: On trouve de la submatité au sommet et du skodisme ailleurs. Les vibrations sont augmentées. A l'auscultation, le murmure vésiculaire est diminué. L'inspiration est rude et on entend des craquements secs et humides.

Côté gauche: Sonorité anormale. Respiration de suppléance.

En arrière: Percussion douloureuse dans la fosse sus-épineuse droite, en même temps existe de la submatité: Les signes sont les mêmes qu'en avant.

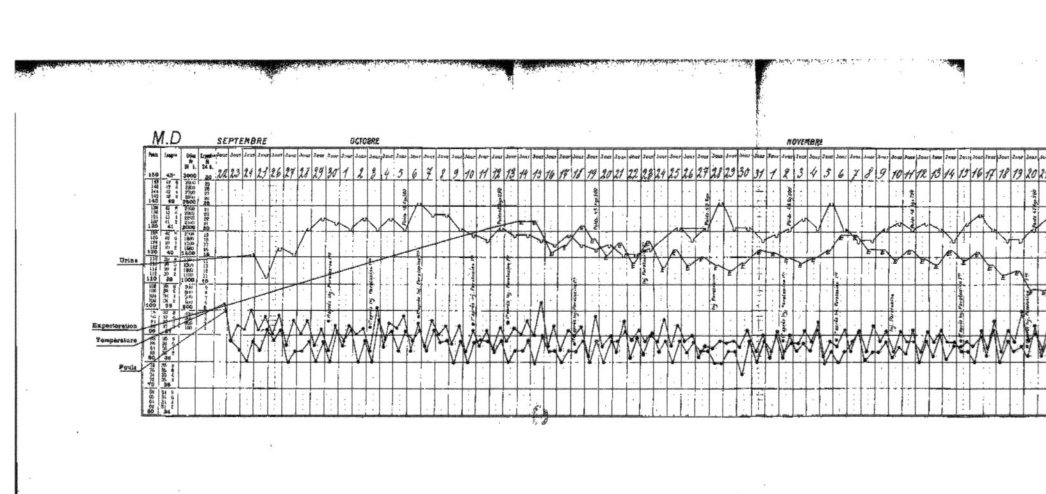

M.D
SEPTEMBRE
OCTOBRE
NOVEMBRE
Urine
Expectoration
Température
Pouls

Appareil digestif. — Inappétence. L'estomac est délicat et quelquefois on observe des vomissements alimentaires.

Le 30 septembre, on commence les injections de paratoxine, à raison de 1cc. trois fois par semaine. La toux ne s'est pas accentuée et il n'y a pas eu d'hémoptysies.

Le 27 octobre. — P. 45 kgr. Les bacilles sont moins nombreux dans les crachats. La malade s'alimente un peu mieux qu'à son entrée. Il n'y a rien de changé du côté de l'appareil respiratoire.

Le 26 novembre. — La malade, se trouvant mieux, sort, sur sa demande, pour reprendre ses occupations. Le P. est de 47 kgr. 500

La température varie entre 36 et 37.

14 injections de paratoxine ont été administrées.

OBSERVATION XXII (Inédite)

Due à l'extrême bienveillance de M. le Prof. Lemoine.

A..., Jeanne, épouse D..., 36 ans. P. 49 kgr.

Antécédents héréditaires. — Mère morte à 26 ans, poitrinaire.

Antécédents personnels. — Sans antécédents personnels.

Elle tousse depuis neuf mois; a eu quatre hémoptysies assez graves, d'une durée assez longue, 8 à 15 jours; éprouve des points de côté fréquents et tenaces, a des sueurs nocturnes abondantes.

Elle nous consulte le 25 octobre 1907: Etat général mauvais; appétit nul, forces disparues, sommeil mauvais; accès de fièvre fréquents. Toux opiniâtre. Oppression au moindre mouvement. Expectoration purulente, abondante, bacillifère (5 à 6 bacilles par champ microscopique) et striée de sang.

La malade a dû cesser dès le début de sa maladie, son travail habituel et nous déclare avoir maigri de plus de 10 kilos. Ses règles sont en retard et moins marquées qu'autrefois.

En avant, à droite: Matité, vibrations normales. Inspiration rude, expiration prolongée; craquements fins dans les deux premiers espaces intercostaux.

A gauche: Matité très dure, vibrations très exagérées. Inspiration soufflante. Expiration prolongée. Nombreux craquements humides sur trois espaces intercostaux.

En arrière, à droite: Matité, vibrations exagérées. Inspiration rude. Expiration normale, craquements fins dans la fosse sus-épineuse.

A gauche: Matité très dure, vibrations exagérées; Inspiration soufflante. Expiration prolongée. Nombreux craquements humides dans la fosse sus-épineuse. Mêmes signes moins accentués et craquements fins dans la fosse sous-épineuse.

Traitement. — 2 injections de 2 cc. de paratoxine par semaine.

Le 12 novembre. — L'état n'a guère changé, sauf une diminution des points de côté. La malade vient de faire une hémoptysie peu accusée.

Aucun changement à l'examen physique du poumon.

Expectoration abondante, purulente.

Le 3 décembre. — La toux diminue un peu ainsi que l'expectoration Les points de côté ne sont pas revenus. La malade éprouve un peu moins de fatigue. Son appétit semble revenu. Les sueurs nocturnes sont toujours aussi abondantes et fréquentes.

En avant, à droite: diminution très appréciable des craquements.

A gauche: Le souffle inspiratoire est moins accusé.

Les craquements humides moins nombreux.

En arrière, à droite: aucun changement.

A gauche: diminution de la matité, du souffle et des craquements.

Expectoration moins purulente (2 à 3 bacilles par champ microscopique).

Le 27 décembre. — Amélioration de l'état général et de l'état fonctionnel.

A droite aucun craquement, submatité, vibrations normales. Inspiration rude, expiration normale.

A gauche: Le souffle a disparu; les craquements ont perdu leur timbre humide.

Le 17 janvier 1908, grande amélioration de l'état général. Les forces sont bonnes; l'appétit régulier; le sommeil facile; les sueurs nocturnes ont disparu. La toux et l'oppression sont très améliorées, les crachats ont beaucoup diminué.

A droite. Submatité et inspiration légèrement rude. A gauche: Submatité, vibrations à peine exagérées, inspiration rude; expiration prolongée, rares craquements fins.

Expectoration muco-purulente sans bacilles. Le 21 février; amélioration progressive de l'état général et de l'état local.

A droite, rien d'anormal.

A gauche, submatité, inspiration rude, expiration prolongée sur deux espaces intercostaux en avant; dans la fosse sus-épineuse en arrière.

La malade ne reçoit plus qu'une injection de 2 cc. par semaine

Le 13 mars. — A droite: Rien d'anormal.

A gauche: Même état.

Le 28 avril. — La malade a repris toutes ses occupations. Ses forces sont régulières; l'appétit bon. Aucune douleur thoracique, aucune sueur nocturne. Elle ne tousse qu'un peu le matin et de temps en temps dans la journée. Elle ne crache qu'un peu de mousse.

A droite Rien d'anormal.

A gauche: Même état.

On arrête le traitement.

Le 28 juillet. — L'état de la malade est toujours aussi satisfaisant. Elle ne sue plus la nuit; ne tousse qu'un peu le matin et reste maintenant plusieurs jours sans tousser et sans cracher. Elle n'éprouve aucune oppression et a repris sans aucune gêne son travail habituel.

<table>
<tr><td>

17 janvier 1908:
  P.: 53 kgs.
  T.: 37o5.
  Pouls: 88.

21 février:
  P.: 55 kgs.
  T.: 37o2.
  Pouls: 80.

13 mars:
  P.: 55 kgs.
  T.: 37o4.
  Pouls: 84.

28 avril:
  P.: 56 kgs 250.
  T.: 36o9.
  Pouls: 80.

</td><td>

25 octobre 1907:
  P.: 49 kgs.
  T.: 39o8.
  Pouls: 112.

12 novembre:
  P.: 49 kgs.
  T.: 39o4.
  Pouls: 116.

3 décembre:
  P.: 49 kgs. 750.
  T.: 39o.
  Pouls: 110.

27 décembre:
  P.: 51 kgs 500.
  T.: 38o.
  Pouls: 92.

</td></tr>
</table>

28 juillet:
  P.: 58 kgs.

OBSERVATION XXIII (inédite)

Due à l'extrême bienveillance de M. le Prof. Lemoine.

René D... 20 ans, Employé de commerce. P. 58 kgr., 750.

Antécédents héréditaires. — A des antécédents héréditaires fort chargés. La mère est morte à 46 ans de tuberculose pulmonaire.

Le père est mort trois ans plus tard de la même maladie.

Un frère et une sœur sont morts de tuberculose pulmonaire.

Antécédents personnels. — Ses antécédents personnels se réduisent à quelques maladies légères du jeune âge.

Depuis 1905, il tousse et crache; il se sent fatigué et s'aperçoit qu'il maigrit.

En 1906, il commence à cracher du sang. Les hémoptysies ont persisté avec une intensité variable pendant deux mois. Il est plus oppressé, crache davantage, éprouve des douleurs thoraciques et sue abondamment la nuit.

Nous l'examinons le 8 novembre 1907:

En avant, à droite: Matité, vibrations exagérées; inspiration soufflante; expiration rude et prolongée; gargouillements sur trois espaces intercostaux avec pectoriloqui aphone, retentissement exagéré de la voix et de la toux; bruit de pot fêlé à la percussion. Nombreux craquements humides autour de cette zone.

En arrière, à droite: Matité, vibrations exagérées, inspiration rude, expiration prolongée. Nombreux craquements fins dans la fosse sus-épineuse et sur un espace de trois travers de doigts dans la fosse sous-épineuse.

A gauche: Matité très dure, vibrations très exagérées. Inspiration soufflante, rude; nombreux craquements humides dans la fosse sus-épineuse. Mêmes signes mais moins accusés dans la fosse sous-épineuse. L'expectoration est abondante, franchement purulente, renfermant de nombreux bacilles de Koch: 5 à 7 par champ microscopique.

D... est soumis aux injections de paratoxine, à la dose de 3 cc. 2 fois par semaine.

Le 3 décembre 1907, D... tousse beaucoup et crache « épais ». Il éprouve aussi une vague oppression à la marche. Ses forces semblent un peu meilleures; les sueurs nocturnes ont franchement diminué.

En avant, à droite: Matité, vibrations exagérées, Inspiration rude. expiration prolongée. Craquements fins, peu nombreux dans la moitié supérieure du poumon.

A gauche: Matité très dure, vibrations très exagérées. Inspiration soufflante Expiration rude et prolongée; gargouillements au même endroit que précédemment.

En arrière, à droite: Aucun changement.

A gauche: Etat stationnaire.

Le 7 janvier 1908, diminution de la toux et des crachats; amélioration de l'appétit et des forces; oppression moins marquée. Aucune douleur thoracique, diminution des sueurs nocturnes.

Examen de l'appareil respiratoire. — En avant, à droite, diminution très appréciable des craquements; persistance des autres signes.

A gauche, le souffle inspiratoire diminue ainsi que les craquements humides autour de la caverne.

En arrière, à droite: Etat stationnaire.

A gauche: diminution des craquements; gargouillements, persistance des autres signes.

L'expectoration devient muco-purulente. Elle renferme trois ou quatre bacilles par champ microscopique:

Le 31 janvier 1908. — Amélioration notable de l'état local et de l'état général. Appétit et digestion faciles. Disparition des sueurs nocturnes.

En avant, à droite: Submatité, vibrations exagérées. Inspiration légèrement rude. Expiration normale, aucun craquement.

A gauche: Persistance des signes d'induration et d'excavation, mais diminution des gargouillements et des craquements humides.

En arrière, à droite: Signes d'induration avec quelques râles; craquements.

A gauche. diminution des gargouillements et des craquements humides. Persistance des autres signes.

Le 21 février. — A droite: en avant comme en arrière, signes de légère induration, sans aucun craquement.

A gauche: diminution des bruits humides.

Expectoration muco-purulente peu abondante avec un ou deux bacilles par champ microscopique.

Le 13 mai. — L'amélioration progresse; les forces sont bonnes; l'appétit régulier. Aucune douleur thoracique. Pas de sueurs nocturnes, l'oppression a presque complètement disparu.

A droite: Légère induration au sommet; submatité, vibrations un peu exagérées. Inspiration rude, sans craquements.

A gauche. Signes d'induration et d'excavation sans bruits, humides

Le 27 mars. — L'induration diminue à droite.

A gauche: Les signes d'excavation sèche persistent, mais la matité est moins dure; les vibrations sont presque normales. L'inspiration est rude et soufflante. L'expiration prolongée, sans aucun craquement.

Le 17 avril. — A droite: rien d'anormal.

A gauche: Signes d'excavation.

Expectoration réduite à quelques crachats matinaux, aérés, sans bacilles.

Le 1er mai. — L'état général est toujours aussi bon.

A droite rien d'anormal.

A gauche: Submatité, vibrations normales; inspiration rude, légèrement soufflante; expiration prolongée. Pas de craquements.

La dose de paratoxine est baissée à 2cc. par injection, deux fois par semaine.

Le 26 mai, l'état ne bouge pas.

A droite: rien d'anormal.

A gauche: état stationnaire.

La dose est abaissée à 2cc. par semaine.

Le 30 juin: Etat stationnaire.

A droite. rien d'anormal.

A gauche. Submatité. Inspiration légèrement soufflante. Expiration prolongée.

On arrête le traitement.

Le malade est revu deux fois par mois. L'état est stationnaire.

Le 27 novembre. — Il est toujours dans le même état.

Il tousse un peu le matin. Son expectoration réduite à quelques crachats, ne renferme pas de bacilles.

Il a repris son travail depuis près de six mois, sans aucune interruption. Il mange régulièrement, est encore un peu oppressé, mais ne sue pas du tout la nuit.

8 novembre 1907 :
    T. : 38o9.
    Pouls : 104.
    P. : 58 kgs 750.

3 décembre :
    T. : 38o4.
    Pouls : 110.
    P. : 60 kgs.

7 janvier 1908 :
    T. : 38o6.
    Pouls : 90.
    P. : 60 kgs. 750.

31 janvier :
    T. : 37o8.
    Pouls : 84.
    P. : 62 kgs.

2 février :
    T. : 37o8.
    Pouls : 82.
    P. : 63 kgs 250.

13 mars :
    T. : 37o.
    Pouls : 78.
    P. : 64 kgs 750.

17 avril :
    T. : 37o.
    Pouls : 80.
    P. : 65 kgs.

26 mai :
    T. : 37o.
    Pouls : 78.
    P. : 65 kgs 250.

30 juin :
    T. : 36o8.
    Pouls : 78.
    P. : 66 kgs.

OBSERVATION XXIV

Due à MM. le Docteur Carles et Dupérié, interne
Service de M. le Prof. Moussous.

C... Marie, douze ans et demi. Entrée à l'hôpital des Enfants le 10 avril 1909. Pèse 29 kilos.

Depuis un mois l'enfant tousse. L'appétit est diminué. Amaigrissement notable.

Depuis une quinzaine de jours, la petite malade se plaint d'une douleur au-dessous du mamelon droit, quand elle tousse.

Le matin au lever, vomissements fréquents, constipation habituelle, mauvais état général.

Antécédents héréditaires. — Père, quarante-deux ans, alcoolique, bien portant; mère, quarante ans, bien portante; a eu quatre enfants, dont deux sont morts. L'un, la sœur jumelle de la malade, est mort-née, l'autre a succombé à une méningite.

Antécédents personnels. — Naissance à huit mois de grossesse maternelle. Nourrie au sein, sevrée à deux ans.

Premières dents à neuf mois, a marché à quatorze mois; à trois ans, a eu la rougeole suivie de bronchite. Coqueluche à cinq ans et demi, depuis, n'a jamais été malade.

Examen. App. respiratoire: en avant côté droit: à la percussion, on trouve une zone de matité hépatique.

A ce niveau, les vibrations thoraciques sont augmentées.

A l'auscultation, au niveau de la zone de matité, le murmure vésiculaire est aboli. De plus, on doit noter l'existence d'un souffle tubaire avec quelques râles fins, à la fin de l'inspiration et de l'expiration. A gauche; sonorité normale, vibrations conservées. Quelques râles sibilants à l'auscultation.

En arrière, à droite: frottements et râles muqueux fins à la base

A gauche; mêmes signes qu'en avant.

En somme, le tiers supérieur des sommets est sain en avant et en arrière.

Pendant trois jours, la petite malade reste dans le même état, mais on note une élévation de la température avec rémission matinale.

Le 14 avril, évolution d'une bronchite généralisée avec râles sibilants, ronflants et humides mélangés aux bases.

Le 17 avril. — On trouve à l'auscultation des foyers multiples de broncho-pneumonie dans les deux poumons. Au niveau du foyer primitif (sous-mamelonnaire droit), le souffle du début prend un caractère amphorique, avec gros râleux muqueux et signes pseudo-cavitaires.

Le 19 avril. — Extension des foyers de broncho-pneumonie.

Les signes cavitaires s'accentuent.

L'expectoration est minime, mais on trouve beaucoup de bacilles dans les crachats.

La température est élevée.

Le 21 avril. — Les signes cavitaires persistent. De plus, gargouillements en avant sous le manchon droit.

Gros râles muqueux dans les deux poumons, surtout à droite.

Le 22 avril. — Les vibrations thoraciques sont abolies à la base gauche, et exagérées dans tout le poumon droit.

La malade a eu dans la journée d'hier, deux vomissements.

Le 26 avril. — L'appétit manque presque totalement. Selles diarrhéiques. Les signes cavitaires de la base droite gagnent d'avant en arrière

Le 6 mai. — En avant, à droite: la matité s'étend vers le sommet. Les vibrations sont diminuées à la base sur une assez grande étendue. L'auscultation montre l'existence d'un souffle caverneux à la partie moyenne du poumon avec gargouillements.

A gauche: Submatité de la base. Respiration soufflante. Râles muqueux.

La diarrhée persiste. L'expectoration a disparu. La toux est moins fréquente.

Le 12 mai. — Râles muqueux dans tout le poumon gauche. Respiration soufflante surtout à la base.

Expectoration légère. Quintes de toux peu fréquentes; vomissements de temps en temps.

Le 16 mai. — Vomissements abondants à la suite d'une quinte de toux.

Le 20 juin. — Les vomissements n'ont pas reparu depuis.

Le 16 juillet. — Quintes de toux bien moins fréquentes. Expectoration presque supprimée.

En avant, à l'auscultation: diminution des râles dans les deux poumons et du gargouillement à droite.

Le 11 août. — La toux a presque disparu ainsi que l'expectoration.

L'appétit est meilleur, quoique parfois il y ait des vomissements alimentaires.

Le faciès est bon, le teint coloré; Peu d'essoufflement. Disparition de la douleur sous-mamelonnaire.

Examen de l'appareil respiratoire. — En avant, à droite: La submatité commence à deux doigts au-dessus du mamelon et se change lorsqu'on arrive à la base.

Les vibrations sont abolies complètement dans le tiers inférieur du poumon.

A l'auscultation, gargouillements dans le tiers inférieur du poumon droit.

A gauche. Sonorité à peu près normale; vibrations conservées dans le tiers supérieur du poumon, diminuées dans le tiers inférieur.

Respiration rude. Quelques râles muqueux disséminés.

En arrière, côté droit: Submatité dans le tiers inférieur. Vibrations thoraciques à peu près conservées.

Respiration soufflante; expiration prolongée au sommet.

Dans le tiers inférieur, gargouillements et souffle amphorique.

Côté gauche: Mêmes signes qu'en avant.

Le 15 octobre. — L'état général de la malade paraît satisfaisant. L'appétit est assez bon. Depuis longtemps, n'a pas eu de vomissements ni de diarrhée.

Tousse peu et ne crache presque pas.

Quant aux signes stéthoscopiques notés ci-dessus, dans l'examen de l'appareil respiratoire, ils n'ont pas varié.

Du 20 avril au 19 juin.

On a administré 1 cc. de paratoxine tous les 2 jours).

La T. a oscillé entre 37º et 39º.

P. 30 kgr. 400, le 5 mai.

P. 30 kgr. le 12 mai.

P. 30 kgr. 400 le 26 mai.

P. 30 kgr. 100 le 2 juin.

P. 30 kgr. 800 le 16 juin.

Du 20 juin au 20 octobre:

(On a supprimé la paratoxine.)

La T. a oscillé entre 36º et 37º.

P. 32 kgr. 150, le 7 juillet.

P. 32 kgr. 500, le 10 août.

P. 33 kgr., le 22 septembre.

P. 32 kgr. 300, le 6 octobre.

OBSERVATION XXV (Personnelle).

Prise dans le service de M. le Prof. agrégé Sabrazès.

C. C..., 19 ans. Entrée à l'hôpital le 8 août 1908. P. 42 kgr.
Malade depuis 3 ans. En septembre 1905, elle a eu pendant trois nuits de fortes hémoptysies. À cette époque, elle dit n'avoir pas eu de fièvre, ni de céphalée mais des frissons. Malgré son état de grande faiblesse, la malade ne reste pas au lit un seul jour.

A partir de cette époque, elle se mit à tousser fréquemment, ne crachant pas, mais s'enrhumant facilement. Cet état a duré jusqu'en janvier 1908, époque à laquelle la malade a été atteinte d'un gros rhume. Elle toussa et cracha beaucoup et souvent les crachats étaient striés de sang surtout le matin au lever. A la même époque, elle devint presque complètement aphone. La parole était accompagnée d'une gêne douloureuse. On lui fit prendre alors du glycéro-phosphate de chaux et de l'arrhénal.

En février 1908, survint une rechute. L'enrouement se montra à nouveau, avec une toux opiniâtre et douloureuse. Malgré cela, la malade ne s'alita pas. L'état est resté stationnaire jusqu'à ces temps derniers, où du Sanatorium de Pessac on la renvoya, vu son âge, à l'hôpital de Pellegrin (service de l'isolement).

Antécédents héréditaires. — Père mort à 40 ans d'une méningite. Il toussait beaucoup. Mère vivante, bien portante. Trois sœurs en bonne santé.

Antécédents personnels. — A toujours joui d'une bonne santé avant la maladie actuelle.

Examen. — Jeune fille grande, amaigrie; les pommettes des joues sont rosées. On constate la présence de ganglions cervicaux plus volumineux à droite qu'à gauche, de ganglions axillaires plus volumineux à gauche qu'à droite. L'haleine est fétide. L'expectoration abondante est jaunâtre et légèrement souillée. La toux est fréquente, rauque, éraillée, sifflante. La voix est assourdie, chuchotée et parfois sifflante. Il y a aphonie; la parole n'est pas douloureuse.

Appareil respiratoire. — En avant, côté gauche: Un peu de submatité existe au sommet. La percussion n'est pas douloureuse « in loco », mais provoque une douleur au creux épigastrique. L'hémithorax gauche est le siège de douleurs spontanées et de points de côté.

A l'auscultation: Le murmure vésiculaire est diminué. On entend des craquements humides de volumes divers, s'étendant sur toute la hauteur du poumon jusqu'à l'aire de Traube, avec prédominance au sommet. Il n'y a pas de souffle.

Du côté droit: On entend une respiration de suppléance, très forte, mais il n'existe pas de bruits surajoutés. A noter qu'au niveau du hile, la respiration est excessivement soufflante, probablement par suite d'une hypertrophie ganglionnaire et de la compression qui en résulte.

En arrière à gauche: On constate de la submatité au sommet. A l'auscultation, le murmure vésiculaire est diminué. La respiration est soufflante au sommet. On perçoit des craquements humides sur toute la surface pulmonaire avec prédominance au sommet. A la base, on doit signaler la présence de gros râles de congestion, avec quelques frottements.

A droite: les signes sont les mêmes qu'en avant.

Appareil circulatoire. — Rien de particulier. Pouls égal, régulier, tension hyponormale.

Appareil digestif. — L'appétit est conservé, mais la déglutition est très douloureuse. Avant son entrée à l'hôpital, la malade a eu la diarrhée: quatre ou cinq selles par jour. Depuis, disparition de la diarrhée, sous l'influence du ferment lactique.

Après un traitement à base d'arsenic, pendant lequel la malade a pris 2 kgr. en poids, on commence le 30 septembre les injections de paratoxine.

10 octobre. — La toux est très fréquente. Les signes stéthoscopiques sont les mêmes que lors du premier examen. Cependant, on constate, en plus, un bruit de fêlure du côté gauche, descendant vers la région mammaire en avant, et jusqu'à l'angle de l'omoplate en arrière.

26 décembre. — La malade se trouvant plus fatiguée, demande à rentrer dans sa famille. Elle reçut 22 injections de paratoxine: une injection de 1 cc. tous les trois jours. La température qui, pendant tout le mois de novembre avait oscillé entre 36o4 le matin et 39o le soir, commençait à devenir plus régulière quelques jours avant le départ et se maintenait entre 36o4 et 37o4.

Du 8 août au 10 octobre:

La température a oscillé entre 36o2 et 37o8.

Le pouls varie entre 72 et 80.

P. 43 kgr. le 9 septembre.

P. 41 kgr. 500 le 5 octobre.

(Le 30 septembre, on a commencé les injections de paratoxine: 1 cc. tous les quatre jours.) Voir la courbe ci-jointe, pour les variations qui se sont produites dans la suite.

OBSERVATION XXVI

Due à l'obligeance de M. le Prof. agrégé Mongour.

T. M..., 25 ans.

Antécédents héréditaires. — Un frère est mort à 19 ans de pleurésie tuberculeuse. La malade tousse depuis plusieurs mois sans n'avoir jamais eu d'hémoptysies.

Mariée à 23 ans, elle a eu une grossesse.

Examinée le 22 juillet 1908, pour la première fois, on trouvait à cette date:

En avant, à gauche: Un souffle cavitaire au sommet.

A droite: Une infiltration diffuse, de la matité compacte. La respiration très obscure était accompagnée de sibilance.

En arrière, à gauche: il fallait noter de la submatité, des râles muqueux et des craquements humides au sommet.

A droite: même situation qu'en avant.

Le malade était en hyperthermie. Le pouls était à 140. P. 42 k. 500.

. On peut donc considérer cette malade comme très gravement atteinte. La première injection de paratoxine est administrée le 22 juillet 1908; jusqu'au 11 novembre, elle reçut 13 injections; en outre, elle ingérait de la paratoxine par la voie gastrique.

Le 11 novembre. — P. 39 kgr.

En décembre, elle succombait.

(Parmi les malades de M. Mongour, traités encore par la paratoxine, malades très aggravées et qui avaient servi de base à des travaux antérieurs, deux sont morts:

J..., le 29 décembre 1908.

R..., en juillet 1909.

OBSERVATION XXVII

Docteur Vidal: Médecin-Major de 2e classe.

Lieutenant X... ,

Pas d'antécédents héréditaires.

Etait très bien portant, avant de partir pour le Soudan en 1902, Il a eu là-bas du paludisme et de l'entérite, affections qu'il a mal soignées et durant lesquelles il n'a pas interrompu son service. Etant à Tombouctou, il a présenté des phénomènes d'induration du sommet gauche. Evacué sur Kayes, il a été traité pendant trois mois pour une poussée aiguë de tuberculose pulmonaire, puis a été rapatrié en janvier 1904, après un séjour de quinze mois en Afrique.

Après la rentrée en France, l'état général et local se sont améliorés.

Mais après son congé de convalescence, nommé en garnison à Limoges, le climat ne lui a pas été favorable. D'où, amaigrissement, rechute de son affection pulmonaire et ouverture d'une caverne à droite, après laquelle il est allé faire un séjour à «Amélie-les-Bains»

Après quinze mois passés à Limoges, ayant demandé une garnison du Midi, il a été nommé dans un régiment de chasseurs, en 1906. Pendant l'été 1907, il est allé faire une cure à la Bourboule qui l'a légèrement amélioré; mais au commencement de l'hiver dernier,

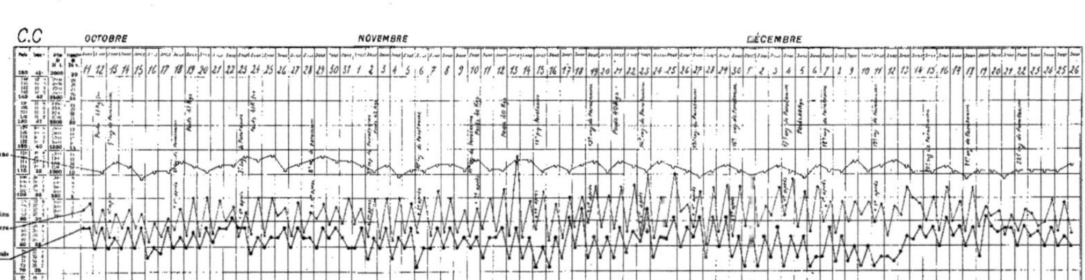

étant en permission à Paris, à la suite d'un refroidissement, il a présenté une poussée congestive du côté de ses bronches. Le malade, de tempérament très robuste, a toujours fortement réagi à toutes ses rechutes; l'état général n'a presque jamais été en corrélation avec l'état actuel: Il a eu une seule hémoptysie au début de son affection, hémoptysie très légère d'ailleurs, avant de quitter Tombouctou.

Nous instituons le traitement à la paratoxine le 20 février 1908, en faisant une injection de 1 cc. dans le tissu cellulaire sous-cutané, en dedans des homoplates. L'état du malade est alors le suivant:

Bon état général. P. 74 kilos, pour une taille de 1 mètre 60. Rien du côté de l'appareil digestif. Le malade a fort bon appétit et s'alimente très bien.

Rien du côté de l'appareil circulatoire, ni du côté des appareils génito-urinaire et nerveux.

Du côté de l'appareil respiratoire, on observe de la toux, mais peu d'expectoration. Pas de fièvre vespérale, pas de sueurs nocturnes.

A l'auscultation: Matité en arrière, à gauche, dans la moitié supérieure du poumon. Exagération des vibrations thoraciques dans le tiers supérieur; craquements humides dans la moitié supérieure.

Obscurité de la respiration au sommet droit.

En avant: Il y a de la submatité et de l'exagération des vibrations thoraciques au sommet gauche. A noter aussi des craquements sous la clavicule gauche et quelques-uns sous la clavicule droite.

30 mars. — Le malade éprouve un certain bien-être depuis le traitement par la paratoxine. Il se sent plus vigoureux et supporte plus allègrement les fatigues du service. Localement, les symptômes ne se sont guère modifiés, seulement, les craquements sont moins nombreux en arrière et à gauche.

28 mai. — Le lieutenant X..., que nous n'avons pas examiné depuis deux mois, a toujours continué rigoureusement les injections de paratoxine. Il éprouve un bien-être de plus en plus sensible; il fait sans fatigue un service très pénible; respire mieux, et l'essoufflement à cheval, et pendant la marche, est insignifiant. La toux est bien diminuée; il n'y a plus d'expectoration. Localement, nous

constatons à gauche et en arrière, que les craquements sont moins humides et moins nombreux; ils sont localisés maintenant dans le quart supérieur du poumon. Ceux situés sous la clavicule, persistent un peu moins nombreux et sont presque secs.

Il en est de même sous la clavicule droite.

Depuis deux ans que nous soignons ce malade, nous n'avions encore jamais constaté une aussi grande amélioration de l'état local.

OBSERVATION XXVIII

Observation du Docteur B..., de S.-M. (Vendée).

Il s'agit d'un jeune homme de 19 ans, M. R..., cultivateur, à T... Vendée.

Hérédité bonne. Antécédents normaux, pas de maladies graves jusqu'ici.

Le 4 mars 1908, ce jeune homme se présente à ma consultation avec les signes habituels de la péritonite tuberculeuse. L'ascite est considérable et la respiration diaphragmatique gênée.

Le 6 mars les symptômes s'accentuant, et l'état général devenant mauvais, nous proposons à la famille une paracentèse abdominale et demandons à cet effet, en consultation le docteur O. de B....

Opération le 9 mars. Evacuation de neuf à dix litres de liquide ayant les caractères ordinaires de l'affection.

Pronostic réservé. — Traitement diurétique, laxatif et reconstituant. Repos au lit. Sangle abdominale.

La sécrétion urinaire se ralentit les jours suivants; les urines sont légèrement albumineuses; les membres inférieurs sont œdématiés.

L'état général ne s'améliore pas. L'ascite augmente rapidement, aussi le 20 mars, sommes-nous obligés de pratiquer une nouvelle paracentèse abdominale.

Comme la première fois, cette opération est pratiquée au lieu d'élection du côté gauche.

La première tentative donne une « ponction blanche ». Des adhérences péritonéales se sont formées depuis notre première tentative; on sent, du reste, à la palpation de l'abdomen, les « gâteaux » caractéristiques.

Deuxième tentative, quelques minutes après; issue de trois à quatre litres environ de liquide, cependant que le malade a des nausées, un affaiblissement des bruits du cœur, un pouls mauvais.

Nous décidons, mon confrère O... et moi, d'arrêter immédiatement l'opération.

L'ascite a peu diminué; le ventre reste dur, gonflé, mat.

Le pronostic devient sombre. A droite, à la base, le poumon présente, à la percussion, une zone de matité nette; à l'auscultation, il existe une absence complète de bruits respiratoires.

Nous décidons de pratiquer immédiatement des injections massives de paratoxine, du professeur Lemoine, de Lille.

31 mars 1908. — Première injection : une ampoule. L'injection est pratiquée dans la région postérieure gauche du thorax.

Du 31 mars au 14 avril. — Une injection d'une ampoule chaque jour. Ces injections sont faites dans le tissu musculaire des fesses, à droite et à gauche, alternativement avec une aiguille de 5 à 6 centimètres. Au cours de ces injections, pas de douleurs, jamais d'abcès.

Une amélioration légère se produit. Nous décidons d'agir d'une façon plus intensive.

Du 22 avril au 8 mai, une injection de deux ampoules chaque jour.

A cette dernière date l'ascite n'a pas augmenté; elle diminue lentement ainsi que le prouvent les mensurations du ventre, effectuées chaque jour, le nombril étant choisi comme point de repère. Le périmètre abdominal a dépassé 98 centimètres.

Du 16 mai au 31 mai. — Une injection de deux ampoules par jour.

Etat général meilleur; le malade engraisse; respire mieux; les signes stéthoscopiques du poumon droit persistent mais le périmètre abdominal n'atteint plus que 87 centimètres. Port d'une ceinture ventrière et révulsion, au moyen de pointes de feu, de la région sous-scapulaire droite.

Du 9 au 25 juin. — Une injection de deux ampoules par jour. L'amélioration se poursuit activement.

Du 8 au 22 août. — Même traitement.

Du 2 au 17 septembre. — Même traitement.

Depuis le 31 mars 1908, le malade absorbe par voie buccale, 3 pilules de paratoxine par jour; il se repose huit jours et recommence.

Les résultats de ce traitement ont été des plus notables; plus d'ascite, engraissement notable, faciès meilleur, appétit revenu; fonctions générales normales, sauf dans le poumon droit, dans lequel persiste encore une obscurité respiratoire avec une expiration prolongée, mais sans craquements ni râles; le malade n'a jamais toussé.

Nous supprimons les injections, mais nous conseillons, jusqu'à guérison complète, l'emploi des pilules de paratoxine.

Nous considérons le malade en excellente voie de guérison.

Le résultat définitif est absolument certain; l'amélioration rapide considérable que nous avons déjà obtenue est le garant du rétablissement total prochain.

A la fin d'octobre 1908, le malade se presentait à notre consultation. Les symptômes pathologiques s'atténuent considérablement. Nous conseillons l'emploi de la paratoxine en pilules.

OBSERVATION XXIX

Observation de M. Vidal, Médecin-Major de 2e classe.

M..., canonnier au 6e régiment d'artillerie, engagé volontaire.

Entré à l'hôpital le 16 janvier 1908. Comme antécédents personnels, il avait eu une pleurésie droite à 15 ans.

Depuis trois mois, diarrhée chronique; il avait maigri, mais ne s'était pas fait porter malade. Ne s'est présenté à la visité la première fois que le 1er janvier 1908 et est envoyé à l'hôpital le 16.

A son entrée à l'hôpital il pesait 56 kilos pour une taille de 1 mètre 74; son poids normal était de 72 kgr. Il allait du ventre quatre ou cinq fois par jour et autant la nuit. Traité jusqu'au 24 février par la thérapeutique habituelle, il n'y avait pas eu d'amélioration bien sensible. A cette date, son état était le suivant: Mauvais état général, amaigrissement, pâleur de la face.

A l'auscultation de la poitrine, nous constatons un peu de submatité au sommet droit en avant et en arrière, de l'exagération des vibrations thoraciques et de la respiration saccadée et soufflante.

Du côté de l'appareil digestif, l'alimentation la plus légère exagère chez lui la diarrhée, et amène des douleurs abdominales surtout marquées dans la fosse iliaque droite.

Selles liquides, grisâtres, trois ou quatre fois par jour, deux ou trois fois par nuit; quelquefois les selles ont une teinte noirâtre ou couleur de suie; elles sont fétides. A l'examen de l'abdomen, on le trouve douloureux spontanément et surtout à la pression, particulièrement à droite; il a de l'ascite et le réseau veineux sous-cutané abdominal est légèrement développé.

Nous supprimons tout autre traitement et instituons celui de la paratoxine que nous donnons au malade en pilules, à la dose de quatre par jour.

10 mars. — L'état général s'est sensiblement amélioré. Poids: 59 kilos; l'ascite a diminué; le ventre est moins ballonné et moins douloureux; une seule selle la nuit; deux selles le jour, un peu consistantes, non fétides.

Peu à peu, l'amélioration est devenue encore plus sensible; le malade a pu manger le régime ordinaire sans inconvénient pour ses intestins qui sont devenus très tolérants et quand il a été proposé pour la réforme No 2, le 14 avril, M... pesait 62 kilos; il n'avait plus d'ascite, plus de diarrhée et ne souffrait plus du ventre.

CHAPITRE IV

———

Résumé et conclusions

Les recherches expérimentales ont suggéré aux cliniciens dans ces derniers temps, l'emploi dans le traitement des maladies infectieuses et en particulier de la tuberculose, de substances lipoïdes susceptibles de jouer un rôle antitoxique.

La cholestérine en particulier, soit en nature soit dans des extraits de bile plus complexes, a fait l'objet d'études de laboratoire et d'essais qui paraissent encourageants. Pour juger de cette action, il importe d'accumuler les faits cliniques. Notre travail apporte le résumé d'une trentaine d'observations de ce genre. Quelques-uns des malades (2 cas) ont été traités par de l'émulsion de cholestérine (0,40 à 0,60 centigr. par jour). D'autres ont été soumis aux injections d'extrait pétroléique de bile, dénommé par les professeurs Gérard et Lemoine: Paratoxine.

La première constatation à faire, c'est que la cholestérine est bien tolérée par les malades. A noter par exemple, qu'un sujet ne supportant pas l'huile de foie de morue (observation XIII), a pu prendre pendant des mois le produit: (cholestérine pure) connu en pharmacie sous le nom de Lipochol.

Les injections de Paratoxine sont aussi très bien supportées à raison de 2 cc. par semaine. MM. Gérard et Lemoine ont conseillé des doses beaucoup plus élevées. Certains des cas que nous rapportons et qui sont empruntés en partie à la pratique hospitalière de M. le Professeur agrégé Sabrazès, montrent que cette médication adjuvante, réduite à des doses modérées, peut être suivie de résultats favorables, surtout si on l'associe aux autres méthodes de traitement hygiénique, diététique, symptomatique, etc....

Quant aux modifications produites par l'injection de Paratoxine, nous avons pu dans les cas que nous avons eus sous les yeux, observer ce qui suit:

L'injection entraîne, une heure ou deux après avoir été faite, une légère réaction thermique de quelques dixièmes de degré. Cette réaction ne s'accompagne d'aucune sorte de malaises et nous n'avons pas eu à noter, parmi les cas que nous rapportons, d'hémoptysies pouvant être mises sur le compte du traitement.

D'ailleurs, à mesure qu'on s'avance dans la cure, ces réactions se réduisent et même finissent par disparaître à peu près complètement. De plus, nous pouvons faire observer que les oscillations thermiques tendent à se régulariser, et à se rapprocher de la température normale. Nous citerons comme exemple, la courbe faisant partie de l'observation I qui montait à 38° au début. Quelques mois après, la moyenne est de 36°8.

Dans l'observation III, le malade vu pour la première fois le 13 décembre 1907, a une température de 38°5. Au mois de février la moyenne est de 37°8 et en avril de 37°3. Cependant cette influence sur la température n'est pas toujours aussi marquée. Le cas N° XVI en est une preuve. En effet, jusqu'au 16 juillet 1908, époque où on a commencé le traitement, le degré thermique de la malade oscillait entre 36°8 et 37°8. Du 16 juillet au 16 octobre, la température vespérale atteignit très souvent 38°.

A cette date, on cesse les injections de Paratoxine et on

les reprend le 27 novembre pour ne les cesser qu'au 22 mai 1909. Pendant cette longue période, le thermomètre n'est jamais descendu au-dessous de 37°, et s'est souvent maintenu au-dessus de 38°. Depuis le 24 juillet jusqu'à maintenant 13 novembre, les injections de Paratoxine ont fait place à celles de cacodylate de soude, et la température varie depuis lors entre 36° 8 et 37° 6.

Nous pourrions encore, parmi nos observations, en citer plusieurs dans lesquelles la température des malades a été influencée très heureusement.

L'expectoration paraît bénéficier, dans une certaine mesure, de ce traitement. Nous avons la bonne fortune pour le prouver, de pouvoir présenter des tracés d'expectoration pour certains malades traités dans le service de M. le Professeur agrégé Sabrazès (Service de l'isolement à Pellegrin). Les observations IV et XXI nous montrent comment peu à peu les expectorations de 20 à 30 par exemple, descendent à 5 ou 6 par jour. En outre, parallèlement à la diminution du nombre des crachats, correspondait une diminution des bacilles dans ces mêmes crachats (observations II et XX).

Quant au poids, il semble augmenter assez sensiblement. En effet, dans l'observation III, le malade pesait, le 13 décembre 1907, 57 k. 750; le 10 janvier 1908, 58 kil.; le 10 mars, 59 k. 750; et le 10 avril, 60 kil. Dans l'observation XX, le poids qui primitivement était de 58 kil. le 20 novembre 1908, passe successivement à 59 kil. 500 le 20 décembre; à 63 kil. le 20 janvier 1909, à 65 kil. le 10 mars et à 65 k 500 le 5 avril jour de la sortie de l'hôpital. Dans l'observation XXI nous faisons remarquer également les variations suivantes: le poids, à l'entrée, étant de 42 kil. et à la sortie, c'est-à-dire deux mois après, de 47 k. 500. Par contre, nous n'avons à signaler dans l'observation V, aucun changement, pas plus que dans les observations VI et VII.

Ce traitement semble également influencer la quantité d'urine émise par 24 heures. Si nous nous reportons aux courbes, nous voyons que souvent le taux des 24 heures atteint

2.000 et quelquefois le dépasse. C'est ainsi que, dans l'observation I, le malade, entrant pour la seconde fois à l'hôpital, en février 1909, émettait de 1.500 à 2.000 grammes d'urine. Cette quantité baissa dans les premiers jours de mars, mais remonta peu à peu à 2000. Dans l'observation IV, au début, le chiffre des urines de la malade variait entre 1.500 et 1.800; quelques mois après, il se rapprocha de 2.000 et même le dépassa plusieurs fois.

Enfin, sous l'action du traitement par la cholestérine et la paratoxine, les signes stéthoscopiques de l'appareil respiratoire se modifient-ils favorablement? Là, comme ailleurs, il serait imprudent pour nous de vouloir être trop catégorique. D'une part, certaines observations apportent des résultats heureux. Par exemple, dans l'observation III, nous avons remarqué que, sous l'influence du traitement, il y avait eu disparition. à gauche, de la matité et des craquements. Dans l'observation XIII, où l'examen du malade révélait une lésion de ramollissement, du lobe supérieur du poumon gauche, nous voyons cette lésion faire place à des signes de cicatrisation.

D'autre part, dans certains cas, les lésions pulmonaires n'ont subi aucune modification (obs. V, VII, VIII, IX).

Est-ce à dire pour cela qu'il faille attribuer aux composés cholestériques une action sans bornes ou ne leur en attribuer aucune? Nous pensons que, pour être dans le vrai, on doit rester dans un juste milieu et « ne pas demander à ces médications, comme l'ont dit eux-mêmes MM. Lemoine et Gérard, plus qu'elles ne peuvent donner. »

Nous rapportons les deux dernières observations (XXVIII et XXIX) de péritonite tuberculeuse et d'entérite tuberculeuse, accompagnée de péritonite, seulement à titre de documents, n'ayant pas eu l'occasion de voir l'effet de ce traitement sur de tels malades.

Pour ce qui est des émulsions et pilules de cholestérine pure, nous citons un cas, où sous leur influence, on a vu rétrocéder une tuberculose ganglionnaire (obs. XII). De plus les malades peuvent les supporter longtemps, alors que souvent, ils ne tolèrent pas l'huile de foie de morue.

Il est facile d'objecter aux considérations qui précèdent, que les traitements hygiénique et diététique auraient produit les mêmes résultats. Notre conviction est vraisemblablement qu'ils n'auraient pu suffire, attendu qu'on les avait déjà appliqués auparavant sans grand succès. L'amélioration s'est accusée surtout, lorsqu'on les a doublés d'un traitement par les produits à base de cholestérine.

Nous sommes donc obligés d'admettre que cette médication peut rendre des services.

INDEX BIBLIOGRAPHIQUE

AMBARD. — *Semaine Médic.*, 22 juillet 1908, t. XXVIII, p. 349 et suiv.

CAUDRON. — *Nord Médical*, 15 novembre 1908, p. 250 et suiv.

GOBLEY. — *Journal de pharm. et de chimie*, 1846, t. IX, p. 5 et suiv.; p. 81 et suiv.

ISCOVESCO. — *Presse médicale*, 18 juillet 1908, p. 457 et suiv.; 19 août 1908, p. 529 et suiv.; 29 août 1908, p. 553 et suiv.

ISCOVESCO. — C. R. de la Soc. de Biologie, 7 mars 1908, t. I, p. 404.

KYES. — *Berlin. Klin. Wochens.*, 1902, p. 886 et 918.

LANDSTEINER et EHRLICH. — *Centralb. F. Bakt. und Parasit.*, t. XLV, p. 247.

LEMOINE et GÉRARD. — Traitement de la tuberc. par la Paratoxine, basé sur l'action anti toxique du foie par les professeurs Lemoine et Gérard, (Vigot, éditeur, 1907).

Presse Médicale, 25 janvier 1908, p. 62.

LEMOINE. — *Bulletin de l'Académie de Médecine*, t. II, 8 octobre 1907, *Nord Médical*, 1er janvier 1908, p. 1 et 1er avril 1908, p. 69.

C. R. du Congrès français de Médecine tenu à Genève 1908, p. 249 et suivantes.

LOURTIES. — *Journal des Praticiens*, 29 février 1908, p. 135.

NOGUCHI. — *Centralb. F. Bakter. und Parasit*, 1902, t. XXXII original, p. 377 et suiv.

OGATA. — *Centralb. F. Bakt. und Parasit.* 1891, t. IX original, p. 597.

PHISALIX. — C. R. de la Soc. de Biologie, 1897, p. 1057 et suiv.

PRIBAM. — *Bioch. Zeits.* t. I, 1904.

RANSOM. — *Deut. Medicin. Wochens.* 1901, p. 194 et suiv.

TALLQVIST. — *Zeits. F. Klin. Medicin.* 1907, t. LXI, p. 427 et suiv.

TARGHETTA GIOVANNI. — Sur l'efficacité de la Paratoxine Lemoine et Gérard dans le traitement de la tuberculose pulmonaire et laryngée. *Rev. mod. de médecine et chirurgie*, n°° février, mars, avril 1909.

VANDEPUTTE. — *Nord Médical*, 1er avril 1908, p. 70.

VIDAL. — *Bull. de la Soc. Médico-chirurgicale de la Drôme*, juillet 1908, p. 129-138.

WASSERMANN et TAKAKI. — *Berlin. Klin. Wochens.*, 1898, p. 5.